Paleo zum Mittag

100 Rezepte für Fantastische Gerichte

Von Nina Wulf

Einleitung

In diesem Rezeptbuch findest du 100 Rezepte für Mittagsgerichte, die alle für Paleo geeignet sind. Aber auch, wenn du dich nicht nach Paleo ernährst, solltest du dieses Buch nicht weglegen. Paleo ist nicht eine dieser „neuen Diäten", bei denen dir versprochen wird, unzählige Kilos in kürzester Zeit zu verlieren. Paleo ist eine gesunde Ernährungsweise und ein Lebensstil, der sich an die Ernährung aus der Steinzeit orientiert, deshalb trägt Paleo manchmal auch den Namen: Steinzeit-Diät.

Die Steinzeitmenschen hatten weder die Möglichkeiten ihre Nahrung großartig zu verarbeiten, noch die besten Kochkünste und sie überlebten in den verschiedensten Umgebungen. Die Nahrung, die sie als Jäger und Sammler zu sich nahmen, waren voller Nährstoffe und ohne zusätzlichem Zucker, welcher heute vielen Lebensmitteln durch moderne Verarbeitungstechnologien zugesetzt wird.

Folgende Lebensmittel darfst du während dieser Diät zu dir nehmen: Fleisch, Fisch und Meeresfrüchte, Eier, Gemüse, Früchte, Nüsse, Samen und gute Fette.
Auf verarbeitete Lebensmittel, Getreideprodukte, Zucker, Hülsenfrüchte, Milchprodukte und künstliche Zusatzstoffe solltest du verzichten.

Das heißt, diese Ernährungsweise ist nicht nur laktosefrei und glutenfrei, sondern hilft auch gegen Entzündungen, da auf Zucker und verarbeitete Lebensmittel verzichtet wird, denen es zusätzlich meist an Nährstoffen fehlt. Entzündungen können in deinen Gelenken, Muskeln oder Organen entstehen, welches möglicherweise sogar zu anderen Krankheiten führen kann, wie Diabetes, hohen Blutdruck, Osteoporose, Übergewichtigkeit, Arthritis, usw.

Paleo basiert auf frische Inhaltstoffe, gesunde Fette und lokalen Produkten. Damit verbesserst du nicht nur deine Gesundheit und beugst gegen zahlreiche Krankheiten vor, sondern verlierst womöglich auch Gewicht, deine Haut und Haare werden sich verbessern und du wirst dich voller Energie fühlen.

Wie du also siehst, bringt Paleo zahlreiche Vorteile mit sich, egal, ob du abnehmen oder dich gesund ernähren willst, auch, wenn du dich nur für einen Tag dafür entscheidest. Dies soll kein tiefgehendes Erklärungsbuch über Paleo sein, sondern dir bei der Gestaltung deiner Mahlzeiten helfen. Alle Rezepte in diesem Buch wurden sorgfältig ausgewählt und werden dich, deinen Gaumen und deinen Körper verwöhnen!

Viel Spaß und guten Appetit!

Übersicht der Rezepte

Speckfisolen-Rumpsteaks

Portionen: 4

Zutaten:

4 Rumpsteaks
(jeweils ca. 200 g)
Olivenöl
Butter
Salz
Pfeffer (frisch
gemahlen)

Für die Speckfisolen:
400 g Fisolen
Salz
1 Prise Natron
16 Scheiben Speck
Butter

Zubereitung:

1. Die Fisolen mit kaltem Wasser abspülen. Spitzen und Stängel wegschneiden, eventuell die Fäden abziehen.
2. Bringe danach Salzwasser mit einer Prise Natron zum Kochen und koche dann die Fisolen bissfest.
3. Abseihen, mit kaltem Wasser abschrecken und abtropfen lassen. Teile die Fisolen in acht gleich große

Portionen. Umwickle nun jede Portion mit zwei Speckstreifen und fixiere es eventuell mit einem Zahnstocher oder Garn.

4. Erhitze etwas Butter in einer Pfanne und brate die Fisolen im Speckmantel an, bis der Speck kross ist.
5. Würze danach die Steaks mit Salz und Pfeffer.
6. Währenddessen Olivenöl in einer Pfanne erhitzen und danach die vorbereiteten Rumpsteaks hineinlegen.
7. Beide Seiten für 2 Minuten anbraten, danach die Hitze reduzieren und nochmals beidseitig für 2 Minuten braten.
8. Lege die Fleischstücke auf einen Teller oder in eine Auflaufform und decke sie ab.
9. Im vorgeheizten Backofen noch etwas 5 Minuten sitzen lassen.
10. Lege die Rumpsteaks danach auf die Teller und richte es zusammen mit den Speckfisolen an.

Thunfisch in Würziger Soße

Portionen: 2

Zutaten:

2 Thunfisch-Steaks (je ca. 150 bis 200 g)
2 EL Olivenöl
Salz
Würzige Soße
½ Salatgurke
1 Tomate
¼ Chilischote
2 Frühlingszwiebeln
2 EL Petersilie
1 EL Olivenöl
1 EL Zitronen- oder Limettensaft
etwas Balsamico-Essig

Zubereitung:

1. Den Fisch kalt abbrausen und danach in Küchenpapier abtupfen.
2. Diesen nun in Olivenöl wenden und ziehen lassen.
3. Währenddessen die Gurke schälen und entkernen, Tomate halbieren, Stielansatz entfernen und Tomate entkernen. Gurken- und Tomaten-Fruchtfleisch klein würfeln. Chili entkernen und mit Frühlingszwiebeln ohne Grün und Petersilie fein hacken und dann dazugeben.
4. Verfeinere die Mischung mit Olivenöl, Zitronen- oder Limettensaft, Balsamico-Essig und Salz.
5. Bestreiche eine Grillpfanne mit etwas Olivenöl und erhitze sie.
6. Nun den Thunfisch für 1 bis 2 Minuten pro Seite anbraten (er sollte nicht durchgebraten sein) und dann mit Salz würzen.
7. Danach auf einem Teller servieren.

Kartoffelsalat mit Jalapeno, Limette und Koriander

Zutaten:

1 Pfund Baby Kartoffeln
Saft von 2 Limetten
1 Jalapeno, gehackt (Samen für weniger Schärfe entfernt)
½ Tasse Koriander, gehackt
1 kleine Schalotte, gehackt
2 EL gehackter Schnittlauch
2 EL extra natives Olivenöl
1 TL Flockensalz
½ TL rote Pfefferflocken
½ TL rosa Pfefferkörner
½ TL schwarzer Pfeffer

Zubereitung:

1. Befülle einen mittleren Topf mit Wasser. Achte auf ausreichend Platz, um die Kartoffeln hinzuzugeben.
2. Mit etwas Salz bestreuen, bedecken, dann bei mittlerer Hitze erhitzen und zum Kochen bringen. Sobald das Wasser kocht, füge vorsichtig die Kartoffeln hinzu, bedecke es wieder und lasse es für 15 Minuten kochen oder bis eine Gabel leicht hineingestochen werden kann.
3. Das Wasser abschütten, dann abkühlen lassen, bis du sie anfassen kannst. Schneide dann jede Kartoffel in die Hälfte.
4. In einer großen Schüssel die Kartoffeln zusammen mit allen anderen Zutaten für den Kartoffelsalat zusammengeben und dann in den Kühlschrank stellen, bis es vollständig abgekühlt ist.
5. Vor dem Servieren umrühren!

Halloumi-Hähnchen-Spinat-Wraps

Portionen: 4 Wraps

Zutaten:

1000 g junger Babyspinat
9 EL Leinsamenmehl
1 TL Backpulver
1 Prise Meersalz
4 Eier
4 EL Kokosöl
4 EL Wasser
800 g Hähnchen
1 Halloumi-Käse
1 kleiner Radicchio
1/2 Salatgurke
etwas Schnittlauch
2 EL gehackte Nüsse
4 EL Olivenöl
1 EL Zitronensaft
2 EL Apfelessig
Pfeffer

Zubereitung:

1. Vermische den Spinat mit etwas Wasser.
2. Leinsamenmehl, Backpulver und Salz in einer Schüssel mischen. Kokosöl dazugeben. Wasser und Ei unterschlagen, bis ein glatter Teig entsteht.
3. Reibe eine Pfanne mit Kokosfett ein. Gebe den Teig portionsweise in die Pfanne und backe nacheinander die 4 Wraps.
4. Schneide die Hähnchenbrust klein und brate das Fleisch in heißem Kokosfett in einer Pfanne rundherum an.
5. Halloumi in Stücke schneiden und ebenfalls goldbraun braten.
6. Nun die gehackten Nüsse rösten.
7. Radicchio raspeln, Gurke schälen und in Stücke schneiden. Schnittlauch fein schneiden.
8. Nun alle Salatzutaten, Fleisch und Grillkäse vermischen und mit Olivenöl, Zitronensaft und etwas Apfelessig marinieren. Salzen und pfeffern.
9. Fülle die abgekühlten Wraps mit dem Salat, rolle sie ein und guten Appetit!

Zanderfilet mit Fenchel und Zucchini

Portionen: 4

Zutaten:

240 g Zanderfilet (ohne Haut)
2 gelbe Zucchini (ca. 200 g)
2 grüne Zucchini (ca. 150 g)
4 Frühlingszwiebeln
1 TL Fenchelsaat
140 ml klassische Gemüsebrühe
12 Stiele Kerbel (nach Belieben etwas mehr zum Garnieren)
1 Zitrone
Salz
Pfeffer

Zubereitung:

1. Wasche die gelben und grünen Zucchini, putzen und dann der Länge nach vierteln und in Stücke schneiden.
2. Wasche die Frühlingszwiebeln, putzen und schräg in ca. 1 cm breite Stücke schneiden.

3. Leicht die Fenchelsaat in einem Mörser zerdrücken.
4. Nun die Gemüsebrühe aufkochen, Fenchelsaat, Zucchini und Zwiebeln zugeben.
5. Alles zugedeckt bei niedriger Hitze 6-7 Minuten dünsten lassen.
6. Inzwischen Kerbel abspülen, trockenschütteln und Blättchen abzupfen.
7. Die halbe Zitrone heiß abspülen, trockenreiben und in Spalten schneiden.
8. Zanderfilet abspülen, trockentupfen, in 2 Stücke schneiden und leicht salzen. Auf das Gemüse legen und etwa 1 Minute garen.
9. Zander herausnehmen und warm stellen. Das Gemüse salzen, pfeffern und den Kerbel unterrühren.
10. Serviere den Zander und die Zitronenspalten auf 2 Tellern. Nach Belieben mit einigen Stielen Kerbel garnieren.

Seviche

Portionen: 4

Zutaten:

400 g festes Fischfilet (z.B. Seeteufel oder Rotbarsch)
1 Zwiebel
4 Knoblauchzehen
1 Chilischote
3 Orangen
3 Zitronen
½ Bund Koriander
4 EL Öl
Salz

Zubereitung:

1. Zuerst das Fischfilet in ca. 1 1/2 cm große Stücke schneiden und in eine entsprechend große Schüssel geben.
2. Die Zwiebel schälen und fein würfeln. Den Knoblauch schälen und durch eine Presse drücken.
3. Als nächstes die Chilischoten reinigen, der Länge nach aufschneiden, abspülen und in schmale Ringe schneiden. Orangen und Zitronen ausdrücken. Das Koriandergrün abspülen, die Blättchen klein hacken.
4. Öl, Koriander, Salz, Knoblauch, Orangen- und Zitronensaft, Chilischote und Zwiebel vermischen. Über die Fischstücke gießen und alles zusammen entsprechend miteinander mischen.
5. Seviche zugedeckt 2 bis 3 Stunden kühl stellen und dann servieren.

Löwenzahnsalat mit Nüssen

Portionen: 4

Zutaten:

20 g Löwenzahn
30 g Kräuter deiner Wahl aus dem Garten
100 g gemischter Blattsalat deiner Wahl
8 Stück Macadamianüsse

Dressing:
1 EL Honig
3 EL Weißweinessig
5 EL Olivenöl
Salz
Pfeffer

Zubereitung:

1. Für das Dressing alle Zutaten miteinander verrühren, mit Salz und Pfeffer gut abschmecken.
2. Den Salat sorgfältig waschen und trockenschleudern. Falls nötig, die Kräuter mit kaltem Wasser abspülen, trockenschleudern und fein hacken.
3. Salat nun mit den Kräutern vermengen. Danach die Macadamia-Nüssen und das Dressing mit untermischen und nochmals mit etwas Salz und Pfeffer abschmecken.
4. Den Löwenzahnsalat auf 4 Tellern sofort servieren.

Saltimbocca-Eier

Portionen: 4

Zutaten:

4 Eier
Schwarzer Pfeffer
4 Scheiben Parmaschinken
8 große Salbeiblätter
2 EL Olivenöl
4 kleine Holzspieße

Zubereitung:

1. Die Eier wachsweich kochen, abkühlen lassen, schälen und längs halbieren. Die offene Fläche der Eier kräftig mit Pfeffer würzen.
2. Den Schinken längs halbieren, jeweils einen Schinkenstreifen und die Eierhälften wickeln. Die Salbeiblätter waschen und trocknen, jeweils mit einem Holzspieß am Schinken fixieren.
3. Erhitze Öl in einer Pfanne erhitzen und brate die Schinkeneier darin bei mittlerer Hitze für ca. 5 Minuten, bis alle Seiten knusprig sein.
4. Die Saltimbocca-Eier herausnehmen und sofort servieren.

Cremesuppe mit Kürbis

Zutaten:

1 mittelgroßer Hokkaido-Kürbis
1 kleine Zwiebel
½ l Gemüsebrühe
⅛ l Kokosmilch
Salz
Pfeffer
Olivenöl
Kürbiskernöl
Kürbiskerne

Zubereitung:

1. Schäle den Kürbis und schneide ihn in kleine Stücke.
2. Die Zwiebel klein würfeln und in etwas Olivenöl anbraten.
3. Nun den Kürbis dazu geben und ebenfalls anbraten.
4. Mit Wasser und Gemüsebrühe aufgießen, bis der Kürbis komplett mit Wasser bedeckt ist. Danach mit Salz und Pfeffer würzen.
5. Sobald der Kürbis weich ist, Kochtopf von der Herdplatte nehmen und mit einem Stabmixer pürieren.
6. Zum Schluss nochmals aufwärmen und mit etwas Kokosmilch verfeinern.
7. Die Suppe mit Kürbiskernöl und ein paar geröstete Kürbiskerne anrichten und sofort servieren.

Tomaten-Feta-Kabeljaufilet

Portionen: 4

Zutaten:

4 Kabeljaufilets (jeweils ca. 150 g)
100 g Feta
8 kleine Steckrüben (in dünne Scheiben geschnitten)
200 g grüne Bohnen
4 EL Olivenpesto
1 Tomate (halbiert, in dünnen Scheiben)
4 Zweige Petersilie (gehackt)
Salz

Zubereitung:

1. Den Backofen auf 200 Grad (Umluft 180) vorheizen.
2. Währenddessen Steckrüben für 2 Minuten und Bohnen für 5 Minuten in Salzwasser kochen, beides kalt abschrecken, gut abtropfen lassen. Danach die Steckrüben und Bohnen auf 4 Stücken Backpapier verteilen.
3. Kabeljaufilets abbrausen, trocknen und auf das Gemüse platzieren. Danach mit Pesto bestreichen und die Tomatenscheiben darauf verteilen. Den Feta darüber geben und zuletzt mit Petersilie bestreuen.
4. Alles zusammen mit dem Pergament zu je einem Paket fest verschließen.
5. Dieses Kabeljau-Gemüse-Päckchen auf ein Backblech legen und dann im Ofen für 15-18 Minuten backen.
6. Alles herausnehmen und servieren.

Senfhähnchen mit Speckbohnen

Portionen: 2

Zutaten:

400g Hähnchenfilet
4 TL scharfer Senf
3 TL Limettensaft
1 TL Zitronenthymian, gehackt
2 TL Olivenöl
1 TL Honig
Salz
Pfeffer

Für die Bohnen:
500g Brech- oder Stangenbohnen
50g Speckwürfel
1 EL Selleriegrün

Zubereitung:

1. Eine Auflaufform leicht einfetten. Danach das Hähnchenfilet jeweils in zwei Hälften teilen und darin verteilen.

2. Den Zitronenthymian fein hacken und mit den anderen, oben angegebenen Zutaten zu einer Marinade verarbeiten.
3. Danach die Marinade auf dem Hähnchen gleichmäßig verteilen und dann entweder direkt in den Ofen oder das ganze abgedeckt im Kühlschrank durchziehen lassen. Je länger die Marinade zieht, desto intensiver ist der Geschmack.
4. Für ca. 20 Minuten in den Backofen bei 180 °C Umluft garen.
5. Währenddessen einen Topf mit Wasser zum Kochen bringen.
6. Die Bohnen putzen und anschließend mit wenig Salz in das kochende Wasser geben und je nach Dicke für circa 15 bis 25 Minuten garen.
7. Die Speckwürfel in einer Pfanne knusprig braten und die fertigen Bohnen mit dem Fett darüber in den Topf geben.
8. Vermenge alles mit einem Esslöffel fein gehacktem Selleriegrün.
9. Auf einen Teller legen und servieren.

Kalbsfilet in Speck

Portionen: 4

Zutaten:

600g Kalbsfilet
100 g Schinkenspeck
Pilze nach Saison
1 kleine Schalotte
1 EL Öl
4 EL Butter
1/2 TL frischer Rosmarin
Salz
Pfeffer

Zubereitung:

1. Zuerst das Kalbsfilet waschen, trockentupfen und mit Salz und Pfeffer würzen. Danach mit Schinkenspeck umwickeln und in 3 cm dicke Medaillons schneiden.
2. Öl in einer Pfanne erhitzen und dann die Medaillons bei mittlerer Hitze für 1 bis 2 Minuten auf jeder Seite anbraten.
3. Währenddessen den Backofen auf 60 °C vorheizen.
4. Danach das Fleisch herausnehmen und für ca. 20 Minuten im Backofen ziehen lassen. Es sollte innen noch rosa sein.
5. 4 EL Butter in eine Pfanne geben und klein geschnittene Schalotten kurz andünsten. Pilze dazugeben und mit Salz, Pfeffer und Kräutern gut anbraten. Anschließend unter ständigem Rühren bei schwacher Hitze ca. 5 Minuten garen lassen.
6. Nimm das Kalbsfilet aus dem Backrohr und richte es zusammen mit den Pilzen an. Optional kannst das Kalbsfilet mit Speck mit etwas gedünsteten Rosenkohl servieren.

Beefburger ohne Brot

Portionen: 3-4

Zutaten:

800 g mageres Rindfleisch
2 Avocado
1 rote Zwiebeln
2 Tomaten
50 g gehobelte Mandeln
600 g grüne Bohnen
Salz
Pfeffer
Kokosfett

Zubereitung:

1. Zuerst das Fleisch würzen, bevor es zu Burgern geformt wird.
2. Danach in etwas Kokosfett beide Seiten anbraten.
3. Avocados, Zwiebeln und Tomaten in Scheiben bzw. Ringe schneiden.
4. Die Bohnen blanchieren und anschließend mit Nüssen in heißem Kokosfett kurz anbraten.
5. Burger auf Teller anrichten. Mit Avocado, Tomaten, Zwiebeln und Bohnen belegen.

Nudelsalat asiatischer Art

Zutaten:

1 Packung Kelp-Nudeln
1 kleiner Kopf Chinakohl
½ Rotkraut
½ Bund Jungzwiebel
1 roter Paprika
1 gelber Paprika
½ kleiner Bund Koriander
½ Bund Baby-Spinat
1 große Handvoll Bohnensprossen

Dressing:
1 EL Olivenöl
1 EL Honig
1 EL Sesamöl
Saft von ¼ Limette
1 Knoblauchzehe
etwas geschälter, roher Ingwer
½ Serrano-Chili
1 TL Salz

Zubereitung:

1. Die Kelp-Nudeln abspülen und in Wasser tauchen. Währenddessen den Rest des Salats vorbereiten.
2. Den Chinakohl dünnschneiden, indem man am Kopf beginnt und sich zum dicken Ende hinarbeiten. Alles in eine große Schüssel geben.
3. Den Rotkohl in dünne Streifen schneiden, die Jungzwiebel waschen und würfeln. Zum Chinakohl dazugeben.
4. Den Koriander und Spinat grobschneiden und zum Rest dazugeben. Darüber Bohnensprossen und Nudeln geben und alles gut vermischen.
5. Für das Dressing Öl, Sesamöl, Salz und Honig in einen Mixer geben. Den Saft der ¼ Limette in den Mixer dazugeben.
6. Den Serrano-Chili, Ingwer und Knoblauch grob aufschneiden und zum Rest in den Mixer dazugeben
7. Pürieren, bis eine Masse entstanden ist und über das Gemüse und die Nudeln geben. Alles gut vermischen und servieren..

Thunfisch-Salat mit Petersilie und Orange

Portionen: 2

Zutaten:

1 Dose Thunfisch im eigenen Saft
2 Knoblauchzehen
1 mittelgroße Paprika
1/2 mittelgroße Zwiebeln
5 mittelgroße Radieschen
2 mittelgroße Orangen
1 Bund Petersilie
3 EL Olivenöl
1 EL Apfelessig
Salz
Pfeffer
4 EL Kapern (optional)

Zubereitung:

1. Die Knoblauchzehen abziehen und kleinhacken.
2. Nun die Paprika waschen, von den Kernen befreien und würfeln.
3. Die Zwiebelhälfte schälen und in kleine Würfel schneiden.
4. Die Radieschen waschen, putzen und in Scheiben schneiden.
5. Die Orangen schälen und filetieren.
6. Die Petersilie waschen, trockenschütteln und hacken.
7. Den Thunfisch in einem Sieb abtropfen lassen.
8. Dann alles mit Olivenöl, Essig und ggf. Kapern in einer Schüssel mischen und mit Salz und Pfeffer abschmecken und servieren.

Bratwurst-Spieße mit Schinken & Süßkartoffelkanten

Portionen: 2

Zutaten:

2 große Bratwüste
2-3 kleine längliche Süßkartoffeln
10 Scheiben Schinken
Rauchsalz
Paprika
Chipotle-Chili-Sauce
Cayenne-Pfeffer

Für den Ketchup:
400 ml gehackte Tomaten
2 Knoblauchzehen
1 Zwiebel
2-3 Esslöffel Süße, z.B. Low Carb Xucker Light
2 Esslöffel Apfelessig naturtrüb oder weißen Traubenessig
3-4 Lorbeerblätter
1 Teelöffel Kokosöl
1 Prise Salz
1 Prise Pfeffer
1 Prise Muskat
1 Teelöffel Oregano
1 Teelöffel Curry

Zubereitung:

1. Den Ketchup bereits am Vortag zubereiten.
2. Dafür die Zwiebel und den Knoblauch in feine Würfel schneiden.
3. Einen Teelöffel Kokosöl in einen kleinen Topf bei mittlerer Hitze erwärmen und die Gemüsewürfel darin dünsten. Nach dem Dünsten mit Essig und Süße einkochen.
4. Die gehackten Tomaten und die Lorbeerblätter dazu geben und unter mehrmaligem Rühren ebenfalls unterkochen.
5. Wenn der Ketchup eine cremige Konsistenz erreicht hat, die Lorbeerblätter entfernen und mit den übrigen Gewürzen abschmecken.
6. Zum Abschluss den Ketchup von der Herdplatte nehmen und mit einem Stabmixer die verbliebenen Stücke cremig mixen.
7. Danach den abgekühlten Ketchup in einem Gefäß wie einem Einmachglas aufbewahren.

8. Die Bratwürste in je 5 gleich große Stücke schneiden und dann in eine Schüssel geben.
9. Je einen halben Teelöffel Rauchsalz, Paprika, Chipotle Chili und Cayenne-Pfeffer zu den Bratwurststücken geben und diese damit einreiben.
10. Währenddessen den Backofen auf 140 Grad Umluft vorheizen.
11. Jeweils ein Scheibe Schinken um ein gewürztes Stück Bratwurst wickeln und mit einem Stäbchen fixieren.
12. Die Süßkartoffeln waschen, säubern und von den Enden befreien. Anschließend in ca. 0,5 cm dicke Ecken schneiden.
13. Erhitze die Pfanne bei mittlerer Hitze, danach die Zahnstocher entfernen und die Bratwurst Stücke zuerst auf der Seite kurz anbraten, auf der der Schicken überlappt, dass der Schinken besser haftet. Anschließend alle übrigen Seiten leicht anbraten. Aufpassen, dass der Bacon nicht verbrennt.
14. Ein Backblech mit Backpapier auslegen und die Bratwurst-Schinken-

Spieße erneut aufspießen. Diese dann auf das Backblech legen.

15. Die Süßkartoffelecken in der gleichen Pfanne jeweils 2 Minuten pro Seite anbraten. Achtung: Die Pfanne nicht reinigen, denn die Süßkartoffeln sollen das Fett und die Gewürze der Bratwürste aufnehmen. Danach ebenfalls auf dem Backblech verteilen.
16. Die Bratwurst-Schinken-Spieße und die Süßkartoffelecken für ca. 15 bis 20 Minuten im Ofen backen. Wenn man mit einer Gabel leicht in die Taler stechen kann, alles herausnehmen.
17. Sofort servieren.

Räucherlachs mit Guacamole

Portionen: 2

Zutaten:

80 g Räucherlachs
4 Cocktailtomaten
1 Avocado
1/2 Zitrone
Salz
Pfeffer

Zubereitung:

1. Die Avocado halbieren und den Kern entfernen. Danach vierteln, so dass man die Schale einfach abziehen kann.
2. Tomaten klein schneiden und die Avocado zerdrücken.
3. Die Zitrone pressen und die Avocadocreme mit Salz und Pfeffer abschmecken. Tomaten untermischen.
4. Die fertige Guacamole mit dem Rächerlachs anrichten.

Grillforellen

Portionen: 4

Zutaten:

1 rote Zwiebel
1 Zweig Rosmarin
1 Orange
4 Forellen (jeweils ca. 250 g)
40 g Butter
Salz
4 Fischgrillzangen

Zubereitung:

1. Schäle die Zwiebel und schneide sie in dünne Ringe. Rosmarin abspülen und trocken tupfen. Die Orange heiß abwaschen, abtrocknen und in Scheiben schneiden.
2. Die Forellen gründlich abspülen, trocken tupfen und mit Salz einreiben. In die Bauchöffnung jeder Forelle einige Orangenscheiben, Zwiebelringe und einen Zweig Rosmarin legen.
3. Danach die Forellen in die Fischzangen legen und die Zangen schließen.
4. Die Forellen für 15–20 Minuten bei kleiner Hitze grillen, dabei einmal wenden. Die Forellen aus den Zangen nehmen und auf Teller platzieren. Die Butter in Stücke schneiden und auf den Forellen verteilen und danach mit etwas Salz bestreuen. Guten Appetit!

Dorsch mit Ingwer-Vanille-Spinat und Pastinakenpüree

Portionen: 4

Zutaten:

4 Dorschfilets
3-4 EL Mandelmehl
Saft einer ½ ausgepressten Zitrone
Pfeffer und Salz zum Würzen

Pastinakenpüree:
4 Pastinaken, geschält und in Scheiben geschnitten
1 mittelgroße Zwiebel, fein gehackt
250 bis 300 ml (vollfette) Kokosmilch
Muskatnuss und Salz zum Abschmecken

Vanille-Spinat:
150 g frischer Babyspinat
50 g Ingwer
1 Knoblauchzehe
5 cm Vanilleschote
2 Zimtstangen
Muskatnuss, Pfeffer und Salz zum Abschmecken

Zubereitung:

1. Pastinaken schälen, in Scheiben schneiden und dünsten. Zum Dünsten entweder die leicht gesalzenen Pastinaken in einem Dämpfeinsatz garen oder in Gemüsebrühe kochen.
2. Währenddessen Zwiebel schälen und fein würfeln, sowie in etwas Kokosöl in der Pfanne goldbraun dünsten und anschließend aus der Pfanne nehmen und beiseitestellen.
3. Nun mit dem Vanille-Spinat beginnen. Dazu zunächst den Spinat gründlich waschen und mit Küchenpapier abtrocknen.
4. Danach Ingwer und Knoblauch schälen und in Scheiben schneiden.
5. Anschließend den Dorsch waschen und mit Küchenpapier abtrocknen.
6. Würze nun die Fischfilets mit Pfeffer und Salz.
7. Das Mandelmehl auf einen flachen Teller geben, die Fischfilets darin wälzen und anschließend überschüssiges Mehl leicht abklopfen,

damit die Filets nur hauchdünn paniert sind.

8. Wenn die Pastinaken weich sind, das Wasser abgießen und zurück in den Topf geben.
9. Anschließend die gedünsteten Zwiebeln und frisch geriebene Muskatnuss hinzugeben und mit einem Pürierstab die Pastinaken fein pürieren, dabei nach und nach die Kokosmilch zugießen, bis das Püree cremig ist.
10. Das Pastinakenpüree mit Salz abschmecken und den Deckel wieder auf den Topf geben bzw. warmhalten.
11. Nun etwas Kokosöl in zwei beschichtete Pfannen erhitzen.
12. In einer Pfanne jede Seite der Dorschfilets für 3 bis 4 Minuten goldbraun braten.
13. Spinat mit Ingwer, Knoblauch, Vanilleschote und Zimtstangen unter ständigem Wenden in einer zweiten Pfanne ca. 2 Minuten garen, bis der Spinat zusammenfällt.
14. Zum Schluss mit etwas Salz und Muskatnuss abschmecken.

15. Knoblauch, Ingwer sowie Vanille und Zimt vom Spinat zum Servieren wieder entfernen.
16. Pastinakenpüree auf Tellern anrichten, darüber den Spinat geben und das Dorschfilet auf dem Spinat betten. Zum Schluss einen Spritzer Zitrone auf das Filet geben. Guten Appetit!

Avocado-Rindertatar

Portionen: 2

Zutaten:

300 g Rindfleisch
1/2 Avocado
1/2 Salatgurke
1 rote Zwiebel
1 EL Zitronensaft
1 EL Olivenöl
Salz, Pfeffer

Zubereitung:

1. Zuerst das Fleisch in kleine Würfel schneiden. Die Zwiebel ebenfalls würfeln und dann zum Fleisch geben. Avocado schälen, klein schneiden und gemeinsam mit Zwiebeln, Fleisch, Zitronensaft, Olivenöl und Gewürzen zu einer Masse verarbeiten.
2. Schneide die Gurke in etwa 2 cm dicke Scheiben und richte alles gemeinsam mit dem Tatar auf 2 Tellern an.

Paleo Kokos-Garnelen

Portionen: 3-4

Zutaten:

500 g Garnelen, gehäutet, ohne Darm
1 Ei
1 Becher ungesüßte Kokosraspeln
1 EL Tapioka-Stärke
2 EL Kokosmehl
¼ TL Paprika
Salz
3 EL Kokosöl

Zubereitung:

1. 2 kleine Schüsseln nehmen. Darin das Ei mit der Tapioca-Stärke verrühren. In einer zweiten Schüssel Kokosraspeln, Kokosmehl, Salz und Paprika vermischen.
2. Die Garnelen am Rücken aufschneiden, bis sie sich öffnen und dann fast flach hinlegen.
3. Kokosöl in einer großen Pfanne bei mittlerer Hitze schmelzen lassen.
4. Die Garnelen in das Eigemisch dippen und danach durch die Kokosmischung ziehen.
5. Die Garnelen in kleinen Mengen backen, damit die Pfanne nicht zu voll ist, für 2 – 3 Minuten auf jeder Seite oder bis sie in der Mitte nicht mehr durchsichtig und am Rand goldbraun sind.
6. Falls das Öl in der Pfanne zu wenig wird, erneut 1-2 EL hineingeben.
7. Die fertigen Garnelen zum Abtropfen auf einen Teller mit Küchenpapier legen.
8. Mit warmer Sauce servieren.

Rinderleber auf Apfelringen

Portionen: 3

Zutaten:

600 g Leber vom Weide-Rind
4 Zwiebel
2 Äpfel
50g Kokosmehl
30g Butterschmalz, Weidebutter oder Kokosfett
Salz und Pfeffer

Zubereitung:

1. Die Zwiebeln in Ringe schneiden, die Äpfel entkernen und ebenfalls in Ringe schneiden.
2. Die Rinderleber in dünne Scheiben schneiden.
3. Das Kokosmehl mit dem Pfeffer mischen und die Leber darin wenden.
4. Fett in einer Pfanne erhitzen und die Rinderleber darin bei mittlerer Hitze von jeder Seite für 2-3 min. anbraten, bis diese durchgebraten ist.
5. Leber aus der Pfanne nehmen und warmstellen.
6. Zwiebelringe in dem übrig gebliebenen Bratfett goldgelb rösten, die Apfelscheiben hinzufügen, kurz miträsten und etwas Kokosmehl darüber streuen.
7. Leber wieder dazu geben und alles mit Salz und Pfeffer würzen. Dazu Süßkartoffelpüree und Sauerkraut anrichten. Guten Appetit!

Gebackene Süßkartoffel aus dem Ofen mit Guacamole und Hähnchenchili

Portionen: 2

Zutaten:

500 g Hähnchenbrustfilet
4 Scheiben Schinken
2 große Süßkartoffeln je ca. 300g
2 große Fleischtomaten
3 Zehen Knoblauch
1 große reife Avocado
1 rote Zwiebel
1 kleine gelbe Zwiebel
3 Esslöffel Olivenöl
2 Esslöffel Kokosöl
1 Esslöffel Zitronensaft
Chipotlepulver
Pul Biber
Salz
Pfeffer

Zubereitung:

1. Den Ofen auf 200 Grad Umluft vorheizen. Die Süßkartoffeln gut waschen und trocken tupfen. Anschließend auf ein Backblech legen.
2. Einen Esslöffel Kokosöl erhitzen, die Süßkartoffel damit bestreichen und anschließend für 60 Minuten in den Ofen schieben.
3. Das Hähnchenbrustfilet in einem Topf mit gesalzenem Wasser mürbe kochen.
4. Die Zwiebeln und den Knoblauch schälen, dann in kleine Würfel schneiden und zur Seite stellen. Die Tomaten ebenfalls in kleine Würfel schneiden.
5. Nun die Avocado schälen und vom Kern befreien. Dann die Avocado zusammen mit der gelben Zwiebel, einer Zehe Knoblauch, 3 Esslöffeln Olivenöl, einem Esslöffel Zitronensaft, sowie einer Prise Salz, Pfeffer, Bul Biber und Chipotle in einen Mixer geben. Das Ganze so lange zerkleinern, bis eine cremige Masse entstanden ist und dann in den Kühlschrank stellen.

6. Wenn das Hähnchen mürbe gekocht ist, wird es in eine Schüssel mit Spritzschutz gegeben und mit dem Handrührgerät in Fasern gerissen.
7. Erneut Kokosöl in der Pfanne erhitzen. Die rote Zwiebel und zwei Zehen Knoblauch glasig braten. Das Hähnchen und die Tomaten dazu geben, gut verrühren und einkochen lassen. Mit Salz, Pfeffer, Chipotlepulver und Pul Biber abschmecken.
8. 15 Minuten ehe die Süßkartoffeln fertig sind, die 4 Scheiben Schinken auf einem kleinen Backblech verteilen und zu den Süßkartoffeln in den Ofen geben, bis der Schinken knusprig ist.
9. Wenn die Süßkartoffeln fertig sind, mittig aufschneiden und mit dem Hähnchenchili füllen. Den Schinken mit einem Messer in Splitter hacken und mit der Guacamole zur gefüllten Süßkartoffel servieren.

Putenpfeffersteak auf Gemüsesalat

Portionen: 4

Zutaten:

300 g Puten-Pfeffersteaks
300 g grüne Bohnen
500 g Brokkoli
5 EL Rapsöl
1 Zwiebel
200 g Cherrytomaten
5 EL Apfel-Balsamico-Essig
1 TL Senf
0,5 TL Honig
2 Beete Gartenkresse
Salz
Pfeffer

Zubereitung:

1. Zuerst die Bohnen putzen und in kochendem Salzwasser ca. 5 Minuten bissfest garen.
2. Danach Bohnen unter kaltem Wasser kurz abschrecken.

3. Brokkoli zuerst in große Röschen schneiden, dann in Scheiben schneiden.
4. Währenddessen 1 EL Öl in einer großen Pfanne erhitzen. Brokkoli darin bei mittlerer Hitze für 3–4 Minuten anbraten, mit Salz und Pfeffer würzen.
5. Zwiebel schälen und in dünne Ringe schneiden. Tomaten waschen und längs halbieren.
6. Essig, Senf und Honig miteinander vermischen. 3 EL Öl dazugeben und mit Salz und Pfeffer abschmecken. Kresse vom Beet schneiden.
7. Fleisch trocken tupfen und mit Salz würzen.
8. 1 EL Öl in einer Pfanne erhitzen. Fleisch darin unter Wenden 5–7 Minuten braten.
9. Gemüse, Tomaten, 3/4 der Kresse und Vinaigrette untermischen.
10. Fleisch und Salat auf Tellern anrichten und mit übriger Kresse garnieren.

Hühnchen auf Cashew mit Gemüse, Pilzen und Sesam

Portionen: 2

Zutaten:

2 Hühnerbrüste
250g Champignons
2 EL Ghee oder Kokosöl
1 Zucchino
1 Knoblauchzehe
3 Frühlingszwiebeln
1 TL Mandelmus
1 Blatt Kaffirlimitte
1 Handvoll Cashewnüsse
Salz
Pfeffer
2 EL Sojasauce
eine Prise Chiliflocken
1 EL Sesam

Zubereitung:

1. Pilze putzen und würfeln, dann anbraten.
2. Währenddessen Huhn in Würfel schneiden, Pilze auf die Seite schieben und Hühnerwürfel mitbraten. Mit Salz, Pfeffer und Sojasauce würzen.
3. In der Zwischenzeit Zucchino beidseitig die Enden abschneiden, längs halbieren und in Stücke schneiden. Knoblauch hacken und Frühlingszwiebeln ohne Grün in Ringe schneiden. Mandelmus hinzugeben und zugedeckt dünsten bis Zucchinistücke gar sind.
4. Kaffirlimettenblatt in Streifen schneiden und mit den Nüssen und Chiliflocken ohne Öl kurz rösten. Mit Sesam zusammen unter das Hühnchen mischen und kurz ziehen lassen.
5. Danach auf einem Teller servieren.

Gefüllte Avocado

Portionen: 2

Zutaten:

2 große Avocados
4 Eier Größe M
1 kleine Lauchzwiebel
8 Cherrytomaten
2 Spritzer Olivenöl
2 Spritzer Zitronensaft
Salz
Pfeffer

Zubereitung:

1. Heize den Backofen auf 160 Grad Umluft vor.
2. Die Avocados halbieren und den Kern herauslösen.
3. Nun die Avocados in einer kleinen ovalen Auflaufform legen.
4. Die Eier einzeln aufschlagen und in die Mulden der Avocadohälften füllen.
5. Die Cherrytomaten vierteln, die Frühlingszwiebel in schmale Ringe schneiden und danach über die Avocados streuen.
6. Jeweils einen Spritzer Zitronensaft und Olivenöl über die gefüllten Avocados geben und jeweils mit einer Prise Salz und Pfeffer würzen.
7. Nach 20 Minuten sollte das Eiweiß gestockt sein und nicht mehr komplett flüssig.
8. Guten Appetit!

Italienischer Tintenfischsalat

Portionen: 2

Zutaten:

Salz
1 kg Tintenfische, küchenfertig

<u>Vinaigrette</u>
1 zarte Selleriestange
2 Knoblauchzehen
1 EL Petersilie
½ Zitrone
2 - 3 EL Essig
2 - 3 EL Olivenöl
Salz
Pfeffer

Zubereitung:

1. Wasser mit wenig Salz in einem Topf erhitzen.
2. Tintenfische kalt abbrausen und in das Wasser geben, so dass sie knapp bedeckt sind. Bei schwacher Hitze zugedeckt weichgaren, so dass man mit der Gabel leicht hineinstechen kann. Abseihen und eventuell schwarze Haut etwas entfernen. Danach in gleichmäßige Stücke schneiden.
3. Nun Knoblauch und Petersilie für die Vinaigrette fein hacken. Selleriestange ohne Grün längs halbieren und in dünne Scheiben schneiden. Mit Zitronensaft, Essig und Olivenöl zu den Tintenfischstücken geben und alles vermengen. Lauwarm servieren oder über Nacht im Kühlschrank zugedeckt ziehen lassen.
4. Tintenfischsalat eventuell nachwürzen und dann zimmerwarm servieren.

Karottennudeln mit Basilikumpesto

Portionen: 1

Zutaten:

Karotten

Für das Pesto:

50g Pinienkerne
ein Topf Basilikum
50ml Olivenöl
1 Knoblauchzehe
Salz
Pfeffer

Zubereitung:

1. Pinienkerne in eine Pfanne geben und bei geringer Hitze goldbraun anrösten.
2. Basilikum von den Stängeln entfernen, zusammen mit dem Olivenöl und den Pinienkernen in einen Mörser geben oder mit einem Pürierstab zur gewünschten Konsistenz pürieren.
3. Die gewünschte Menge Möhren schälen und durch einen Spirelli drehen.
4. Währenddessen einen Topf mit Wasser zum Kochen bringen. Die Möhren für 2-3 Minuten im kochenden Wasser blanchieren und dann abgießen.
5. Mit dem Pesto vermengen und dann servieren.

Asianudeln mit Hühnchen

Portionen: 4

Zutaten:

2 Hühnerbrüste (oder 500 g rohe Jumbo-Crevetten, geschält)
400 g Cambodia Vermicelli (dünne asiatische Reisnudeln)
1 Stück Ingwer, daumengroß
4 - 5 grüne Frühlingszwiebeln
1 Karotte
1 - 2 Stangen grüner Sellerie
1 kleiner Chinakohl
1 Ei
5 EL Kokosöl
Sesamöl
Salz
Sojasauce
Gemüsebouillonpulver
einige Mungbohnen-Sprossen (optional)

Zubereitung:

1. Hühnerbrüste in Würfel schneiden (Garnelen kalt abbrausen und mit Küchenpapier abtupfen). Ingwer schälen und in dünne Stäbchen schneiden oder dünn reiben. Mit etwas Sojasauce zu Hühnerbrustwürfeln (oder Garnelen) geben, alles mischen und dann beiseitestellen.
2. Vermicelli in eine breite Schüssel legen, mit heißem Wasser bedecken und ziehen lassen.
3. Inzwischen Grün von den Stängeln der Frühlingszwiebeln in dünne Ringe schneiden. Karotte schälen und grob oder fein reiben, Selleriegrün ohne Stangen und Chinakohl in dünne Streifen schneiden. Mungbohnen-Sprossen halbieren. Alles in eine Schüssel geben.
4. 1 Esslöffel Kokosöl in einer großen Bratpfanne oder in einem Wok erhitzen. 1 Ei dazu geben und zu einem flockigen Rührei verquirlen. Rausnehmen und beiseitestellen.
5. 4 Esslöffel Kokosöl dazugeben und Hühnerbrustwürfel fast durchgaren

(oder Crevetten nur ganz kurz anbraten). Alles Salzen.

6. Hitze etwas reduzieren. Jeweils eine Handvoll gerüstetes Gemüse zugeben, vermengen und garen bis das ganze Gemüse etwas zusammengefallen ist. Hitze leicht reduzieren.
7. Nudeln etwas entwirren und abseihen. Portionenweise zugeben, gut mit Gemüse vermengen und weiterbraten. Rührei daruntermischen. Mit etwas Gemüsebouillonpulver und Sojasauce würzen und mit viel Sesamöl verfeinern. Bei Bedarf mit zusätzlichem Salz abschmecken.

Hühnerbrust mit Limette und Koriander

Portionen: 2

Zutaten:

300 g Hähnchenbrust

Marinade:
2 TL Koriander, gehackt
3 EL Erdnussöl
1 Spritzer Limettensaft
¼ mittelgroße Schalotte, fein gehackt
1 Prise Cayennepfeffer
Salz
Pfeffer

Zubereitung:

1. Korianderblätter, Erdnussöl, 1 Spritzer frisch gepresster Limettensaft, Schalotte, Cayennepfeffer sowie etwas Salz und Pfeffer für die Marinade miteinander vermengen.
2. Hähnchenbrust mit dieser Marinade gleichmäßig bestreichen und in der Pfanne gar braten.
3. Mit Koriander und Limettenscheiben garnieren und servieren.

Kürbis-Lasagne

Portionen: 2 Boote

Zutaten:

400 g Hackfleisch
50 g Schinken gewürfelt
1 Butternusskürbis
50 g Mozzarella
1 Dose gehackte Tomaten
1 Karotte
1 Zwiebel
1 Teelöffel Kokosöl oder Olivenöl
Thymian
Oregano
Basilikum
Salz
Pfeffer

Zubereitung:

1. Backofen auf 160 Grad Umluft vorheizen.
2. Den Kürbis halbieren und von den Kernen befreien. Mit der Oberseite nach unten auf einem Grillrost oder ein Backblech legen. Für ca. 50 Minuten in den Ofen geben.
3. Währenddessen die Zwiebeln und die Karotte in kleine Würfel schneiden. Das Öl in der Pfanne erhitzen und den Schinken darin anbraten. Hackfleisch würzen und ebenfalls hineingeben. Wenn das Hackfleisch leicht angebraten ist, Karotten und Zwiebel dazugeben und kurz mit braten.
4. Mit den gehackten Tomaten ablöschen und einkochen lassen. Die Soße sollte nicht zu flüssig sein. Die frischen Kräuter hacken und die Soße damit abschmecken.
5. Die Kürbishälften aus dem Ofen nehmen und kurz abkühlen lassen. Mit einer Gabel das Kürbisfleisch herauskratzen und in eine Schüssel geben.

6. Das Kürbisfleisch mit Salz und Pfeffer abschmecken. Gegebenenfalls kann etwas Olivenöl dazu gegeben werden.
7. Die Kürbisboote können nun befüllt werden, abwechselnd mit einer Schicht Soße und Kürbisfleisch. Zum Schluss mit geriebenen Mozzarella bestreuen und für weitere 15 bis 20 Minuten im Ofen backen.
8. Die fertig gebackenen Kürbisboote mit gehackten Kräutern garnieren

9. .

Tintenfisch-Medaillons gefüllt mit Blattspinat und Garnelen

Portionen: 2

Zutaten:

4 Tintenfischtuben, küchenfertig
100 g Garnelen
250 g Blattspinat
2 Tomaten
2 Knoblauchzehen
300 ml Kokosmilch, cremig
1 Zwiebel
2 Teelöffel Kokosöl
Saft einer halben Zitrone
Kurkuma
Currypulver
Safran
Paprikapulver, edelsüß
Salz
Pfeffer

Zubereitung:

1. Heize den Backofen auf 160 Grad Umluft vor.

2. Die Tintenfisch-Tuben abwaschen und gegebenenfalls das Beißwerkzeug herausschneiden.
3. Die Garnelen vom Darm befreien und kurz unter Wasser abspülen.
4. Den Blattspinat waschen und trocken tupfen.
5. Die Tomate in mittelgroße Würfel schneiden.
6. Die Zwiebel und den Knoblauch klein hacken.
7. Dann einen Teelöffel Kokosöl in einer Pfanne erhitzen und die Garnelen mit einer Prise Salz und Pfeffer würzen und kurz anbraten.
8. Nachdem die Garnelen eine schöne Bräunung erhalten haben, die Hitze reduzieren und den Blattspinat und die Zwiebelwürfel dazu geben.
9. Wenn der Blattspinat etwas zusammengefallen ist, die Tomatenstücke und den Knoblauch hinzufügen, alles gut miteinander verrühren
10. Mit Salz und Pfeffer abschmecken und für 3-4 Minuten köcheln lassen.
11. Die Tintenfisch-Tuben nun mit der Garnelen-Blattspinat-Mischung füllen

und mit einem Zahnstocher die Tuben schließen.

12. Erneut Kokosöl in einer Pfanne erhitzen und die gefüllten Tintenfische in Öl anbraten. Sobald dieser eine schöne Bräunung bekommen hat, wird er in eine Auflaufform umgebettet und für ca. 20 Minuten im Ofen gebacken.
13. Währenddessen die Kokosmilch in einem Topf erhitzen.
14. Mit einer Prise Salz, Pfeffer und Paprikapulver würzen und für die Farbe ein wenig Kurkuma, Currypulver und Safran dazu geben. Gegebenenfalls noch einmal abschmecken und die entstandene Soße kurz einkochen lassen.
15. Wenn der gefüllte Tintenfisch fertig gebacken ist, die Zahnstocher entfernen und in kleine Medaillons schneiden.
16. Die Soße mit einem Stabmixer schaumig schlagen und über die Tintenfisch Medaillons geben.
17. Nun mit Süßkartoffelpommes servieren. Guten Appetit!

Grünkohl-Cremesuppe

Portionen: 2

Zutaten:

8 Grünkohlblätter
1 Selleriestange
½ Frühlingszwiebel
½ Avocado
½ Gurke
Saft 1 Zitrone
1 Knoblauchzehe
2 Frühlingszwiebeln
3 EL Olivenöl
250 ml Gemüsebrühe
Petersilie
1 TL Salz und Pfeffer zum Würzen

Zubereitung:

1. Zuerst das Gemüse gründlich waschen.
2. Danach den Knoblauch schälen, die Zitrone auspressen und die Avocado halbieren.
3. Alle Zutaten in einen Standmixer geben und falls ein Suppenprogramm vorhanden ist, dies auswählen, für 3 Minuten verarbeiten und fertig!
4. Bei der Zubereitung der Suppe im Topf zunächst die Zwiebel und den Sellerie in Streifen schneiden, Gurke in grobe Scheiben schneiden und die Petersilie grob hacken, sowie den Knoblauch fein schneiden.
5. Knoblauch im Olivenöl sautieren.
6. Sellerie und Gurke hinzufügen und mit der Gemüsebrühe aufgießen.
7. Sobald das Gemüse gar ist, die restlichen Zutaten hinzufügen und mit dem Stabmixer pürieren, bis die Suppe eine gleichmäßig cremige Konsistenz erhält. Für ein paar Minuten die Suppe auf niedriger bis mittlerer Hitze köcheln lassen.
8. Zum Schluss mit Pfeffer und Salz abschmecken und servieren.

Gefüllte Champignons mit Gambas

Portionen: 24

Zutaten:

24 große Braune Champignons
500g frische Gambas
50g Schinken, gewürfelt
1 Handvoll Koriander
1 Handvoll Schnittlauch
1 rote Chilischote
2 Frühlingszwiebeln
2 Esslöffel Ghee, geschmolzen
2 Esslöffel Olivenöl
Saft einer halben Zitrone
Salz
1 Prise schwarzer Pfeffer
1 Prise Chilipulver

Zubereitung:

1. Den Backofen auf 200 Grad Umluft vorheizen.
2. Währenddessen die Champignons putzen und vom Stiel befreien.
3. Alufolie auf einem Backblech auslegen.
4. Zwei Esslöffel Ghee entweder im Wasserbad oder in der Mikrowelle erhitzen, bis es flüssig wird.
5. Die Champignons auf dem Backblech verteilen und die geschmolzene Ghee mit einem Küchenpinsel auf die Champignons auftragen.
6. Mit etwas Salz würzen und für 20 Minuten in den Ofen schieben.
7. Nach der Hälfte der Zeit die Champignons wenden.
8. In der Zwischenzeit die Gambas waschen und die Därme mit der Hand entfernen, falls vorhanden. Dafür die Rückseite der Gambas, in der sich der Darm befindet, vorsichtig mit einem Kochmesser einschneiden und den freiliegenden Darm mit den Fingern herausziehen.

9. Die Gambas trocken tupfen und in den Mixer geben.
10. Den Schinken in kleine Würfel schneiden. Den Koriander und den Schnittlauch hacken, die Frühlingszwiebeln und die Chilischote in kleine Ringe schneiden. Alles zu den Gambas in den Mixer geben.
11. Zum Schluss Olivenöl, Zitronensaft und die Gewürze hinzufügen und alles zusammen für ca. 30 Sekunden im Mixer pürieren, bis eine Farce entsteht. Die Konsistenz der Füllung sollte leicht breiig und klebrig sein.
12. Die Champignon Köpfe werden nun je nach Größe mit einem bis zwei Esslöffeln Gamba-Farce gefüllt.
13. Die gefüllten Champignons für weitere 10 Minuten zurück in den Ofen schieben. Die Champignons sind fertig, wenn die Farce eine leichte Bräunung erhalten hat.
14. Jetzt die gefüllten Paleo Champignons auf einer Platte oder einem Teller anrichten und servieren.

Auberginenpürée

Portionen: 2

Zutaten:

3 - 4 Auberginen
Olivenöl
Salz
1 Prise Chilipulver

Zubereitung:

1. Auberginen schälen und grob würfeln. Im Olivenöl kurz andünsten Eventuell zusätzliches Olivenöl zugeben. Hitze reduzieren und zugedeckt kurz weichgaren.
2. Auberginen danach abschmecken. Weiterköcheln, bis das Fleisch weich geworden ist. Mit einem Kartoffelstampfer oder einer Gabel zerdrücken.
3. Als Beilage zu anderen Gerichten servieren.

Kraftbrühe

Zutaten:

1,2 kg Huhn
1 kleinen Knollensellerie
1 Selleriestange
1 Lauchstange
1 Karotte
5 bis 6 Petersilienstiele oder 1 Petersilienwurzel
1 Zwiebel
1 Nelke
8 schwarze Pfefferkörner
Salz

Zubereitung:

1. Zuerst beim Huhn, falls vorhanden die Fettdrüse am Schwanz abschneiden. Wenn diese dranbleibt, könnte die Suppe einen etwas tranigen Geschmack bekommen. Danach in einen großen Kochtopf legen.
2. Nun Knollensellerie schälen und grob würfeln. Selleriestange mit dem Grün halbieren. Grobfasrige Teile beim

Lauch entfernen, Stange halbieren. Ungeschälte Karotte in grobe Stücke schneiden. Danach alles zum Huhn geben.

3. Ungeschälte Zwiebel mit Nelke bestecken, sowie Pfefferkörnern, 3 Liter kaltes Wasser und 1 Esslöffel Salz beifügen. Alles zusammen aufkochen. Die Hitze reduzieren und den Kochtopf bis auf einen kleinen Spalt zudecken.
4. Den Inhalt nun etwa 2 Stunden leicht köcheln lassen. Nach 1 Stunde eventuell mit etwas zusätzlichem Salz abschmecken.
5. Den Topfinhalt durch ein großes Sieb in einen Kochtopf abseihen, welches mit einem Mulltuch ausgelegt ist.
6. Auf Teller verteilen und servieren.

Curry auf karibischer Art

Portionen: 2-3

Zutaten:

400g Rindergehacktes
1/2 Dose Kokosmilch
1/2 Ananas
1 kleiner Spitzkohl
Fett nach Wahl zum anbraten
1 Chili (je nach Schärfe)
2-3 TL Curry Pulver oder Curry Paste
Salz
Pfeffer

Zubereitung:

1. Die Ananas schälen und würfeln, den Spitzkohl putzen und in feine Streifen schneiden. Den Chili in kleine Stückchen hacken.
2. Das Hackfleisch im heißen Öl krümelig anbraten und mit Salz und Pfeffer würzen.
3. Den Spitzkohl hinzugeben und kurz mit anbraten, dann mit der Kokosmilch ablöschen.
4. Das Curry Pulver und je nach gewünschter Schärfe den Chili hinzugeben und aufkochen
5. Zum Schluss die Ananas hinzugeben und köcheln bis der Spitzkohl gar ist.
6. Zum Schluss abschmecken und servieren.

Rührei mit Mango und Garnelen

Portionen: 4

Zutaten:

400 g Tiefsee-Garnelen
4 Lauchzwiebeln
160 g Mango
4 Handvoll junger Blattspinat
8 Eier
150 Milch
8 EL Limettensaft
2 Prise Cayennepfeffer
Salz und Pfeffer

Zubereitung:

1. Eier und Milch verquirlen und mit etwas Salz, Pfeffer und Cayennepfeffer würzen.
2. In einer beschichteten Pfanne stocken lassen.
3. Währenddessen Lauchzwiebeln abbrausen, putzen und in sehr feine Streifen schneiden und die Mango würfeln.
4. Mit Blattspinat und Limettensaft zusammengeben und danach mit etwas Salz und Pfeffer würzen.
5. Die Shrimps abbrausen, abtupfen und mit Rührei, Salat sowie Zwiebeln anrichten.

Hähnchenkoteletts an scharfen Champignons mit Sardellen

Portionen: 2

Zutaten:

6 Hähnchenkoteletts mit Haut und Knochen
1 kleine Dose Sardellenfilets in Olivenöl (ca. 80g)
400 g braune Champignons
4 Knoblauchzehen
1 Zwiebel
1 Esslöffel Olivenöl
1 Esslöffel Ghee (optional)
2 Teelöffel Kokosöl
Saft einer halben Zitrone
Chilipulver
Paprikapulver
Salz
Pfeffer

Zubereitung:

1. Zuerst die frischen Hähnchenkoteletts waschen, trockentupfen und den Mittelknochen entfernen. Das Fleisch mit vorsichtigen Schnitten der Messerspitze, direkt am Knochen ablösen und den Knochen herausnehmen. Den Gelenkknorpel ebenfalls herausschneiden.
2. Die entfernten Hähnchenkoteletts in eine Schüssel legen. Den Zitronensaft mit einem Esslöffel Olivenöl verrühren und mit Salz und Pfeffer abschmecken. Diese Marinade über die Hähnchenkoteletts geben und damit gut einreiben.
3. Die Champignons vierteln, sowie die Zwiebel und den Knoblauch in kleine Würfel hacken.
4. Einen Teelöffel Kokosöl in einer Pfanne erhitzen und bei mittlerer Hitze, die Zwiebeln glasig braten.
5. Die Sardellen ohne das Öl dazu geben und kurz mitkochen.
6. Die Champignons und die Hälfte des gehackten Knoblauchs ebenfalls in die Pfanne geben und so lange braten

lassen, bis die Flüssigkeit der Champignons eingekocht ist. Alles mit einer Prise Salz, Pfeffer, Chilipulver und Paprikapulver abschmecken. Du kannst hier weitere Gewürze zum Abschmecken hinzufügen.

7. In der Zwischenzeit einen weiteren Teelöffel Kokosöl in einer Pfanne erhitzen und die marinierten Hähnchenkeulen mit der Hautseite in die Pfanne legen.
8. Nun den frischen Rosmarin dazugeben.
9. Die Hähnchenkeulen wenden, wenn die Haut schön knusprig geworden ist.
10. Nach dem Wenden der Hähnchen die Hitze reduzieren, und den Rest des gehackten Knoblauchs in die Pfanne geben. Hier könntest du einen Teelöffel Ghee für den Geschmack dazugeben.
11. Nun die fertig gebratenen Hähnchenkeulen auf einer Lage Küchenpapier abtropfen lassen und in Streifen schneiden. Auf einem Teller anrichten und die heißen Champignons mit Sardellen dazulegen.

Honig-Senf-Hähnchenspieße

Portionen: 2

Zutaten:

1⅕ Pfund knochenloses, hautloses Hühnerschenkel, gewürfelt
Salz, zum Abschmecken
1 Tasse würziger brauner Senf
¼ Tasse Honig
¼ Teelöffel rote Pfefferflocken
¼ Teelöffel schwarzer Pfeffer
Ghee, für den Grill
Zerkleinerte rosa Pfefferkörner, zum Garnieren
Gehackter Koriander, zum Garnieren

Zubereitung:

1. Die gewürfelten Hähnchenschenkel auf Metallspieße stecken und dann in eine große Backform legen. Mit Salz alle Hühnerspieße bestreuen.

2. Senf, Honig, rote Pfefferflocken und schwarzen Pfeffer zusammen vermischen.
3. Esslöffel des Honig-Senfes entfernen und beiseitestellen (dies wird zum Nachfüllen der Spieße nach dem Kochen verwendet). Den Rest des Honig-Senfes auf die Spieße geben, bis sie vollständig bedeckt sind. Danach die Schale mit Folie bedecken und in den Kühlschrank für 2+ Stunden stellen.
4. Wenn du Marinade fertig ist, einen Grill oder Grillpfanne erhitzen und mit Ghee einfetten. Die Spieße aus der Marinade entfernen und jeder Seite für 4-5 Minuten grillen, bis das Fleisch nicht mehr rosa erscheint oder eine Innentemperatur von 75 Grad °C besitzt.
5. Sobald das Fleisch gekocht und noch heiß ist, einen Pinsel verwenden, um die restlichen 2 Esslöffel Honig-Senf aufzutragen. Dann die zerkleinerten rosa Pfefferkörner und frisch gehackten Koriander auf die Oberseite streuen!
6. Guten Appetit!

Kalbsragout auf Gemüse

Portionen: 3-4

Zutaten:

800 g Kalbsragout
3 dl Rinderbrühe
8 Salbeiblätter
12 Karotten
150 g Cherrytomaten
1 Zwiebel
1 Knoblauchzehe
2 EL Kokosöl oder Ghee
½ TL Salz
Pfeffer aus Mühle
1 EL Petersilie, glatt (optional)

Zubereitung:

1. Zuerst das Salbei im Bratfett anbraten. Herausnehmen. Nun das Fleisch mit Küchenpapier abtupfen und danach bei starker Hitze rundum scharf anbraten.
2. Währenddessen Zwiebel fein hacken und Knoblauchzehe pressen. Beides kurz mitdünsten. Brühe eingießen, mit Salz und Pfeffer würzen.
3. Die Karotten schälen, längs halbieren und hinzugeben.
4. Nun bei schwacher Hitze zugedeckt 1 ¼ Stunden schmoren lassen.
5. Cherrytomaten zugeben und alles nochmals für 15 Minuten köcheln lassen. Wenn gewünscht, mit Petersilie bestreuen.
6. Guten Appetit!

Lachssalat mit Rote Beete

Portionen: 4

Zutaten:

50 g Räucherlachs
500 g Rote Bete (vorgegart)
1 Chicorée
1 TL geriebener Meerrettich
3 EL Apfelessig
2 EL Öl
Salz und Pfeffer

Zubereitung:

1. Rote Bete in dicke Stifte schneiden. Danach den Chicorée waschen, putzen, klein schneiden.
2. Essig mit Öl, Meerrettich, Salz und Pfeffer zu einem Dressing verquirlen, Rote Bete und Chicorée darin wenden.
3. Den Salat auf Teller verteilen und Räucherlachs dazu anrichten.

Datteln im Speckmantel mit buntem Feldsalat

Portionen: 4

Zutaten:

150 g Feldsalat
20 Cherrytomaten
2 gelbe Paprikaschoten
12 Datteln, kernlos
6 Scheiben Schinkenspeck

Vinaigrette:
1 EL Balsamico-Essig
2 EL Olivenöl
1 TL Senf
Pfeffer und Salz zum Abschmecken

Zubereitung:

1 Zuerst den Backofen auf 180 °C vorheizen.
2 Danach die Scheiben Schinkenspeck halbieren, um die Datteln wickeln und mit einem Zahnstocher fixieren.
3 Nun ein Backbleck mit Backpapier auslegen und die Datteln darauf verteilen, ohne, dass sie sich berühren, damit der Speck schön knusprig werden kann.
4 In den Ofen schieben und für ca. 15-20 Minuten backen.
5 Währenddessen Feldsalat, Tomaten und Paprika waschen.
6 Cherrytomaten längs halbieren, Paprika in schmale Streifen schneiden.
7 Die Zutaten für die Vinaigrette in einer Schüssel vermengen.
8 Den Salat, Tomatenhäften und Paprikastreifen auf Tellern anrichten und die Vinaigrette darüber geben. Die fertigen Datteln auf das Salatbett legen und servieren.

Ananas-Hamburger

Portionen: 4

Zutaten:

600 g Rinderhackfleisch
1 mittelgroße Ananas
1 mittelgroße rote Zwiebel
1 kleine Zwiebel
1/2 TL Chilipulver
2 EL Kokosöl
Salz
Pfeffer

Zubereitung:

1. Die Ananas von der Schale befreien, dann acht Scheiben davon abschneiden und diese jeweils vom Strunk in der Mitte befreien.
2. Die rote Zwiebel schälen und in große Ringe schneiden. Die andere Zwiebel schälen, in kleine Würfel schneiden und zusammen mit dem Hackfleisch, dem Chilipulver sowie Salz und Pfeffer zu einer Masse verkneten. Dann aus

dieser Fleischmasse vier Burger formen.

3. Erhitze nun je 1 EL Kokosöl in 2 Pfannen auf mittlerer Stufe. Darin die Burger, die Ananas und die Zwiebelringe verteilen und anbraten, bis alles leicht gebräunt ist. Einmal wenden. Die Burger bei mittlerer Hitze solange braten, bis sie durch sind. Wenn kein Fleischsaft mehr austritt, sind sie gar.
4. Zum Servieren die Hamburger wie folgt auf vorgewärmten Tellern anrichten: Zuerst eine Scheibe Ananas, dann das Fleisch, eine Schicht Zwiebelring und zum Abschluss die zweite Ananasscheibe.

Gurkensalat mit Schwein

Portionen: 2

Zutaten:

6 Minutensteaks
1 Salatgurke
Butter, Ghee oder Öl zum Anbraten
Salz
Pfeffer
Paprika
Cayenne-Pfeffer

Dressing:
2 TL Mayo
2 TL Kräutermischung
2 TL Weißer Balsamico-Essig
Salz & Pfeffer zum Abschmecken

Zubereitung:

1. Die Minutensteaks würzen und währenddessen Öl oder Butter in der Pfanne erhitzen.
2. Jede Seite der Minutensteaks in der Pfanne für ca. 3 Minuten anbraten.
3. Währenddessen die Salatgurke in Scheiben in eine Schüssel hinein raspeln, dann die Zutaten für das Dressing in die Schüssel darüber geben, alles ordentlich verrühren und mit Salz und Pfeffer abschmecken.
4. Wenn das Fleisch fertig ist, alles auf einem Teller verteilen und servieren.

Rinderbrühe

Zutaten:

1,5 kg mageres Rindfleisch
2 Suppenknochen oder Markbeine
1 kleiner Knollensellerie
1 Selleriestange
1 Lauchstange
1 Karotte
5 bis 6 Petersilienstiele oder 1 Petersilienwurzel
Salz

Zubereitung:

1. 1 Knochen in kaltes Wasser geben und aufkochen. Fleisch hinzugeben und kurz ziehen lassen, bis die Poren geschlossen sind. Mit Lochkelle alles aus dem Wasser heben und den braunen Schaum abspülen.
2. Nun in einem anderen großen Kochtopf etwa 2,5 Liter kaltes Wasser aufkochen.
3. In der Zwischenzeit Knollensellerie schälen und grob würfeln.

Selleriestange mit dem Grün halbieren. Grobfasrige Teile beim Lauch entfernen, Stange halbieren. Karotte in grobe Stücke schneiden.

4. Danach Knollenselleriewürfel, Selleriestange- und Lauchhälften, Karottenstücke, Petersilienstiele oder Petersilienwurzel und Salz in das kochende Wasser geben.
5. Fleisch und Knochen zugeben (Flüssigkeit sollte Fleisch gut bedecken) und aufkochen. Bis auf einen kleinen Spalt zudecken und bei schwacher Hitze etwa 2 Stunden köcheln lassen. Abseihen. Gemüse entfernen.
6. Fleisch mit einer Gemüsebeilage servieren.

Lammfilet auf Salat

Portionen: 4

Zutaten:

500 g küchenfertiges Lammfilet
500 g Süßkartoffeln (in Stücken)
200 g Naturjoghurt
150 g gemischter Salat
2 rote Zwiebeln (in Streifen)
2 Zweige Minze (gehackt)
1 TL Zitronensaft
2 EL Weißweinessig
4 EL Olivenöl
Salz und Pfeffer

Zubereitung:

1. Heize den Ofen auf 200 Grad (Umluft 180) vor.
2. Die Süßkartoffeln auf geöltem Blech verteilen, würzen, mit 1 EL Öl beträufeln und dann im Ofen für ca. 30 Min. backen. Ab und zu wenden.
3. Währenddessen Minze mit Joghurt und Zitronensaft verrühren und abschmecken.
4. Das Filet abtupfen und in 1 EL Öl rundum braun anbraten. Herausnehmen, würzen und dann in Alufolie 10-15 Min. rosa ziehen lassen.
5. Essig und das restliche Öl verrühren, salzen, pfeffern.
6. Kartoffeln herausnehmen, lauwarm abkühlen lassen, mit Zwiebeln und Salat mischen, auf Tellern verteilen. Mit Vinaigrette beträufeln.
7. Schließlich mit dem Filet in Scheiben und der Minze-Joghurt-Soße anrichten.

Garnelen-Minze-Spieße

Portionen: 2

Zutaten:

400 g große Garnelen, roh und geschält
2 Knoblauchzehen
6 Minzblätter
40 g Mandeln, geschält
4 EL Oliven- oder Kokosöl
Salz
1 Zitrone
2 Holzspieße

Zubereitung:

1. Garnelen kalt abbrausen. Mit Küchenpapier abtupfen. Auf Spieße stecken, dabei vorne und hinten durchstechen.
2. Knoblauch und Minze fein hacken. 2 Esslöffel dazugeben und Garnelen-Spieße darin wenden. Mit Salz würzen und ziehen lassen.
3. Mandeln sehr fein hacken und auf einen flachen Teller geben. Garnelen-Spieße aus der Marinade heben und in den gehackten Mandeln wenden.
4. In 2 Esslöffel Öl kurz braten und danach servieren.

Herzhafter Gemüseeintopf mit Curry

Portionen: 2

Zutaten:

1 große Süßkartoffel
1 rote Zwiebel
2 Karotten
2 kleine Zucchini
100 ml passierte Tomaten
1 Knoblauchzehe, alternativ 1 TL Knoblauchgranulat
200 ml Kokosnussmilch
2 EL Kokosöl
1 EL Curry-Pulver
1 Messerspitze Salz

Zubereitung:

1. Das Gemüse in mittelgroße Würfel schneiden und die Knoblauchzehe klein hacken.
2. Einen Topf mit Kokosöl erhitzen.
3. Nun zuerst die Zwiebeln und den Knoblauch hinzufügen und beides für etwa 2 Minuten erhitzen.
4. Danach das restliche Gemüse sowie etwas Salz und ein wenig Wasser hinzugeben.
5. Das Gemüse bei bedecktem Topf etwa 5 Minuten köcheln lassen und es anschließend mit Kokosmilch und den passierten Tomaten löschen. Zum Schluss das Curry-Pulver dazugeben und den Eintopf für ca. 15 Minuten auf niedriger Hitze köcheln lassen.
6. Der Gemüseeintopf kann nach Belieben mit Fleisch oder Fisch ergänzt werden oder ganz einfach in seiner vegetarischen Form serviert werden.

Rührei mit Pfifferlingen

Portionen: 1

Zutaten:

2 mittelgroße Eier
1 mittelgroße Zwiebel
150 g Pfifferlinge (oder andere Pilze)
1 TL Butter
1 EL Petersilie
Salz
Pfeffer

Zubereitung:

1. Die Zwiebel fein würfeln, Petersilie waschen, Pilze putzen.
2. Die Pilze dann in Butter anbraten und mit Salz und Pfeffer würzen.
3. Eier mit in die Pfanne schlagen und verrühren, ebenfalls würzen.
4. Petersilie je nach Geschmack dazugeben.
5. Guten Appetit!

Rucola-Salat mit Hirschrücken, Paprika und Chorizo

Portionen: 2

Zutaten:

100 g Hirschrücken
100 g Chorizo
1 grüne Spitzpaprika
300 g Rucola
1 Knoblauchzehe
1 Zwiebel
Saft einer halben Limette
50 ml Kokosöl
1 Prise Meersalz
1 Prise Pfeffer
1 Prise geräuchertes Paprikapulver
1 Prise Chilipulver

Zubereitung:

1. Schneide den Hirschrücken in Streifen.
2. Die Marinade aus Kokosöl, Limettensaft, Meersalz, Pfeffer, Chili- und geräuchertes Paprikapulver herstellen.

3. Den Hirschrücken mit der Marinade einreiben und für ca. 30 Minuten sitzen lassen.
4. In der Zwischenzeit die Chorizo und den Spitzpaprika in dünne Scheiben schneiden.
5. Die Knoblauchzehe ebenfalls in kleine Würfel schneiden.
6. Den Rucola waschen und in die Salatschale geben.
7. Den marinierten Hirschrücken für ca. 3 Minuten in einer Bratpfanne scharf anbraten.
8. Die Chorizo dazugeben und für ca. 10 Minuten bei mittlerer Temperatur weiterbraten lassen. Kurz vor Ende der Bratzeit die Knoblauchwürfel dazugeben.
9. Den gebratenen Hirschrücken, die Chorizo und den in Scheiben geschnittenen Spitzpaprika mit der Marinade über den Rucola-Salat geben.
10. Alles gut vermengen und gegebenenfalls mit etwas Limettensaft abschmecken. Servieren.

Sardinen-Grillspieße mit Lorbeer und Zitrone

Portionen: 2

Zutaten:

1 kg Sardinen
2 mittelgroße Zitronen
frische Lorbeerblätter

Zubereitung:

1. Falls die Sardinen tiefgekühlt sind: Antauen lassen und unter fließendem Kaltwasser abspülen.
2. Auf je 2 Spieße 2 bis 3 Fische stecken (1 Spieß unterhalb des Kopfes, 1 Spieß vor dem Schwanz). Zitronen in dünne Scheiben schneiden und mit Lorbeerblättern zwischen dem Fisch auf die Spieße schieben.
3. Schließlich auf einen Grill für ca. 8 Minuten bei mäßiger Hitze zubereiten und öfters wenden.
4. Guten Appetit!

Bratwurst mit Salat und gedünsteten Pilzen

Portionen: 1

Zutaten:

1 Portion Pflücksalat
250g Pilze
1 Stange Lauch
2 EL dunkler Balsamico-Essig
Salz
Pfeffer

Dressing:
2 TL scharfer Senf
2 TL Honig
2 TL dunkler Balsamico-Essig
1 TL Olivenöl
Salz
Pfeffer

Zubereitung:

1. Alle Zutaten für das Dressing vermischen und beiseitestellen.
2. Die Pilze putzen und sechsteln, den Lauch waschen und ebenfalls in Ringe schneiden.
3. Währenddessen die Bratwürstchen braten.
4. Wenn diese fertig sind, aus der Pfanne nehmen und in dem verbliebenen Fett die Pilze und den Lauch bei mittlerer bis starker Hitze anbraten.
5. Nach ca. 1-2 Minuten den dunklen Balsamico-Essig dazugeben und die Pilz-Lauchmischung dünsten, bis die Flüssigkeit verdunstet ist.
6. Dann ca. die Hälfte des Dressings über alles geben und nochmal kurz für ca. 3-4 Minuten dünsten.
7. Das verbliebene Dressing über den Salat geben und zusammen mit der Bratwurst genießen.

Avocado-Lachs-Muffins

Portionen: 12

Zutaten:

200 g geräucherter Lachs
8 Eier
2 Avocados
1 Stange Lauch
2 Zehen Knoblauch
1 Handvoll Pinienkerne
Zitronensaft
Dill
Chili
Salz
Pfeffer

Zubereitung:

1. Heizen den Backofen auf 180 Grad Ober-Unterhitze vor.
2. Währenddessen Knoblauch pressen, Lauch in feine Ringe schneiden und die frischen Kräuter klein hacken.
3. Die Avocado-Hälften in dünne Scheiben schneiden und mit etwas Zitronensaft und Kräutersalz marinieren.
4. Nun die Muffin-Förmchen auslegen.
5. Lachs halbieren und die Förmchen damit auslegen. Den übrig gebliebenen Lachs klein schneiden.
6. Die Eier verquirlen, mit allen Zutaten vermengen und gut würzen.
7. Die Mischung in die mit Lachs ausgelegten Förmchen gießen und in den Ofen geben.
8. Nun für ca. 10 Minuten im Backofen backen, bis die Mischung komplett fest ist. Nach den 10 Minuten die Avocado-Scheiben auf den Muffins verteilen und für weitere 8-10 Minuten backen.
9. Aus dem Ofen herausnehmen und servieren.

Gebackene Eier in Spinat

Portionen: 4

Zutaten:

750 g Spinat
4 mittelgroße Eier
Salz
Pfeffer

Zubereitung:

1. Heize den Backofen auf 175 Grad auf.
2. Den Spinat gründlich putzen und in kochendem Salzwasser für 1 Minute garen lassen. Danach abtropfen und abkühlen lassen, auspressen, klein schneiden. Mit Salz und Pfeffer würzen.
3. Danach den Spinat in eine Auflaufform geben und gut verteilen.
4. Dabei Vertiefungen formen, um jeweils 1 Ei hineinschlagen zu können. Diese mit Pfeffer und Salz bestreuen.
5. Alles für 15 bis 20 Minuten backen, bis die Eier hart geworden sind.
6. Guten Appetit!

Zucchini-Pommes

Portionen: 2

Zutaten:

700 g Zucchini (ca. 2 mittelgroße)
50 g Kürbiskernmehl
30 g gemahlene Mandeln
20 g Sesamsamen
2 Eier
grobes Meersalz

Zubereitung:

1. Heize den Backofen auf 200 Grad Heißluft vor.
2. Zucchini waschen und in etwas dickere pommesähnliche Stücke schneiden.
3. Bis auf das Salz, alle trockenen Zutaten in einem tiefen Teller miteinander vermengen. In einem zweiten Gefäß die Eier verquirlen.
4. Die Zucchini Pommes zuerst in das verquirlte Ei tunken und anschließend in der Mandel-/Kürbiskernmehlmischung wälzen, bis die Zucchini Streifen rundum damit bedeckt sind. Anschließend mit etwas Abstand auf einem Backblech mit Backpapier geben.
5. Für ca. 10 Minuten im Backofen backen, bis die Pommes goldbraun sind.
6. Die Zucchini-pommes anschließend mit grobem Meersalz bestreuen und noch heiß mit einem leckeren Dip genießen.

Paleo-Pizza

Portionen: 1 Blech

Zutaten:

10 Scheiben Parma-Schinken
1 großer Blumenkohl
2 Eier
8 getrocknete, in Öl eingelegte und zuvor abgetropfte Tomaten
100 g Rucola
1 Hand voll Pinienkerne
200 ml passierte Tomaten
1 EL Tomatenmark
1 Messerspitze Meer- oder Himalayasalz
1 TL getrockneter Oregano
1 TL getrockneter Basilikum
1 EL Olivenöl

Zubereitung:

1. Ein Backblech mit Backpapier auslegen und den Ofen auf 180 Grad Umluft vorheizen.
2. Währenddessen den Blumenkohl in einer Küchenmaschine zerkleinern, so dass er in etwa die Struktur von Reis annimmt.
3. Danach in eine Schüssel geben und Eier, Kräuter und Salz unterrühren.
4. Den fertigen Teig nun auf dem Backblech verteilen und ihn für 15 Minuten vorbacken lassen. Wenn er leicht braun und ausreichend stabil ist, aus dem Ofen nehmen und kurz ruhen lassen.
5. In der Zwischenzeit das Tomatenmark mit den passierten Tomaten sowie dem Olivenöl vermischen und die Sauce anschließend gleichmäßig über den Teig streichen. Die Pizza nun für weitere 5 Minuten backen und sie nach dem Herausnehmen mit Rucola, Pinienkernen und Schinken garnieren.
6. Guten Appetit!

Möhrenspaghetti mit Pilz-Avocado-Pesto

Portionen: 2

Zutaten:

200g Karotten
200g Champignons
(oder andere Pilze)
1 TL
Schwarzkümmel
2 TL Sesam
2 TL Petersilie
gehackt
2 TL Kokosöl

Avocado-Pesto:
1 Knoblauchzehe
½ Avocado
Salz
Pfeffer
Kreuzkümmel

Zubereitung:

1. Putze Champignons und schneide sie in Scheiben.
2. Die Karotten waschen und mit einem Schäler zu Nudeln spitzen.
3. Knoblauchzehe schälen und fein hacken.
4. Die Avocado von Schale und Kern befreien und ebenfalls klein schneiden.

5. Avocado, Knoblauch, Salz, Pfeffer und etwas Kreuzkümmel zu einem Pesto vermischen (z.B. in einer Küchenmaschine oder mit einem Pürierstab) und zur Seite stellen.
6. Etwas Kokosöl in einer Pfanne erhitzen, die Möhren-Spaghetti und den Schwarzkümmel hineingeben und für 3-4 Minuten bei hoher Hitze scharf anbraten, sodass sie nicht den Biss verlieren. Danach aus der Pfanne nehmen und in einer Schüssel warmhalten.
7. In der selben Pfanne erneut etwas Kokosöl erhitzen, die Champignons hinzugeben, ebenfalls bei hoher Hitze für 2-3 Minuten auf beiden Seiten anbraten und dann den Herd ausstellen. Das Avocado-Pesto zu den Champignons geben, mit etwas Salz und Pfeffer abschmecken und die gehackte Petersilie unterheben.
8. Zum Servieren die Karotten Spaghetti auf einen Teller geben, das Pilz-Champignon-Pesto darauf verteilen und mit je 1 TL Sesam und etwas Petersilie betreuen.

Asiatischer Schweinebauch auf bunten Salatstreifen

Portionen: 2

Zutaten:

3 Schweinebauchscheiben (2cm dick)
15 g frischer Ingwer
2 Knoblauchzehen
3 EL Soja Sauce
2 EL Sesam Öl
Pfeffer
300 g Eisbergsalat
120 g Rotkraut
3 Radieschen
1 Karotte
1 Frühlingszwiebel
frischer Koriander je nach Geschmack
Sesam und Sprossen zum Bestreuen
2 EL Reisessig
2 EL Soja Sauce
2 EL Sesamöl
Salz und Pfeffer

Zubereitung:

1. Spüle zuerst die Schweinebauchscheiben mit kaltem

Wasser ab, trockne sie und schneide sie in ca. 3 cm breite Streifen.

2. Knoblauch und Ingwer schälen, fein würfelig schneiden und mit Soja-Sauce, Sesam-Öl und Pfeffer in einer Schüssel zusammen vermischen. Die Fleischstücke in die Marinade einlegen und für eine Stunde im Kühlschrank durchziehen lassen.
3. Den Backofen auf 200°C Heißluft vorheizen. Die Schweinebauchstreifen auf den Rost legen und darunter ein mit Alufolie ausgelegtes Backblech schieben, da die Marinade nach unten tropft und leicht anbrennen kann.
4. Nun das Fleisch für 20-25 Minuten grillen.
5. Währenddessen Eisbergsalat, Rotkraut, Radieschen, Frühlingszwiebel und Karotten in feine Streifen schneiden und in einer großen Salatschüssel vermengen.
6. Kurz bevor das Fleisch fertig ist, den Salat marinieren, auf zwei Teller anrichten und die Fleischstücke darauf verteilen. Zum Schluss mit Koriander, Sprossen und Sesam bestreuen.

Gemüsepfanne Vegan

Portionen: 2

Zutaten:

1 große Zucchini
2 mittelgroße Karotten
3 große Tomaten
2 Knoblauchzehen
1 Jungzwiebel
1 Prise Chili
Etwas Salz und Pfeffer
1 TL Honig
Petersilie (Frisch/TK-Ware)
Etwas Oregano
1 TL Kokosöl

Zubereitung:

1. Gemüse zerkleinern und in etwas Kokosfett für ca. 5 Minuten anbraten. Danach die Temperatur senken und für weitere 10 Minuten köcheln lassen.
2. Mit Gewürzen und Kräutern verfeinern und etwas Honig dazugeben
3. 2 Minuten ziehen lassen und servieren.

Perlzwiebel- & Kräuter-Pilz-Frittata

Portionen: 3-4

Zutaten:

2 Esslöffel Ghee
450 Gramm Perlzwiebeln
1 Esslöffel Balsamico-Essig
450 Gramm geschnittene Pilze
2 Knoblauchzehen, gehackt
1 Esslöffel gehackter frischer Salbei
1 Esslöffel frischer Thymian
1 Esslöffel gehackter frischer Rosmarin
12 Eier, geschlagen
1 Esslöffel ungesüßte Mandelmilch
Salz und schwarzer Pfeffer zum Abschmecken
1 Prise rote Pfefferflocken

Zubereitung:

1. Backofen auf 175 Grad °C vorheizen.
2. Eine große beschichtete Pfanne bei mittlere Hitze erwärmen.
3. Ghee und Perlzwiebeln hinzufügen und die Zwiebeln für ungefähr 10 Minuten

kochen lassen, ca. jede Minute umrühren, um Verbrennen zu vermeiden.

4. Sobald Zwiebeln braun werden, Balsamico-Essig hinzufügen und für weitere 3-4 Minuten kochen, bis der Essig verdunstet ist.
5. Pilze und Knoblauch in die Pfanne hinzufügen und für weitere 3-4 Minuten kochen, bis die Pilze durch sind. Dann Salbei, Thymian und Rosmarin dazugeben und noch ein paar Minuten kochen, bis die Kräuter zu Riechen sind.
6. Während die Kräuter kochen, Eier schneiden, Mandelmilch und etwas Salz und Pfeffer zusammen in eine Schüssel geben. Diese Mischung auf die Pilze und Zwiebeln gießen und ca. 5 Minuten bei mittlerer Hitze kochen lassen, bis sich die Rändern leicht einrollen. Dann in den Ofen legen und für 15-20 Minuten backen, bis die Mitte nicht mehr wackelig erscheint.
7. Mit roten Pfefferflocken vor dem Servieren bestreuen!

Skinny Burger mit Pilzen

Portionen: 4

Zutaten:

600 g Hackfleisch vom Weiderind
8 große Champignons
2-3 Eier
1 EL Senf
2 Zwiebeln
1 Schuss Rotwein
optional 8 Scheiben Mozzarella (oder anderer Schmelzkäse)
½ Avocado (in Scheiben geschnitten)
1 Tomaten (in Scheiben geschnitten)
Kokosöl zum Anbraten
Salz
Pfeffer
Chili
Petersilie

Avocado Creme:
1 Avocado
1 Knoblauchzehe
Salz
Pfeffer
Petersilie
optional 2 EL Sauerrahm

Zubereitung:

1. Zuerst die Champignons putzen und der Länge nach halbieren.
2. Eine Zwiebel schälen und in Ringe schneiden.
3. Die zweite Zwiebel schälen, fein würfeln und zusammen mit Hackfleisch, Eiern, Senf, Chili, Petersilie, Salz und Pfeffer zu einem Teig verkneten. Daraus 8 Burger-Patty formen.
4. In zwei Pfannen Kokosöl erhitzen, in einer den Burger braten, in der anderen die Zwiebelringe, bis alles leicht gebräunt ist.
5. Die Pattys dabei einmal wenden, danach mit Käse belegen und die zweite Seite solange braten, bis sie die gewünschte Garstufe erreicht haben.
6. Die Zwiebeln mit etwas Rotwein ablöschen, so lange braten bis die Flüssigkeit verdampft ist und dann zur Seite stellen.
7. Die Pattys aus der Pfanne nehmen und in Alufolie einwickeln.

8. In der noch heißen Pfanne etwas Kokosöl schmelzen und die Champignonhälften bei sehr hoher Hitze für 1-2 Minuten anbraten, sodass sie kein Wasser verlieren.
9. Um den Burger anzurichten zuerst eine Hälfte Champignon mit dem Patty, Zwiebelringen, mit einer Scheibe Tomate und Avocado belegen, etwas Avocado-Creme darüber geben und mit der zweiten Champignonhälfte schließen.

Avocado-Creme selbst gemacht: Avocado mit etwas Salz, Pfeffer, Petersilie und Knoblauch pürieren.

Chicken Nuggets Paleo

Portionen: 3-4

Zutaten:

800g Hühnerfilet
2 Eier
1/2 – 3/4 Tassen feine Kokosflocken
1/2 -3/4 Tassen gemahlene Haselnüsse
Salz
Pfeffer

Zubereitung:

1. Zuerst das Fleisch kalt abspülen und mit Küchenpapier trocken tupfen.
2. Danach in kleine Stücke schneiden und mit Salz und Pfeffer würzen.
3. In einem tiefen Teller 2 Eier verquirlen. In einem weiteren tiefen Teller Kokosflocken und gemahlene Haselnüsse zu gleichen Teilen vermischen.
4. Die Hühnerfilets zuerst in das Ei tauchen und dann in die Kokos-Haselnuss-Mischung.
5. Die fertig panierten Stücke werden auf ein mit Backpapier ausgelegtes Backblech nebeneinander aufgelegt und bei 180 Grad Ober-/Unterhitze für ca. 15-20 Minuten gebacken, bis die Filets braun ist.
6. Dann servieren.

Zucchini-Nudeln mit Garnelen

Portionen: 2

Zutaten:

150g Garnelen
2 Zucchini
1/2 rote Paprika
1/2 Zwiebel
1/4 Tasse Sellerie
1 Tomate
2 Knoblauchzehen
1 TL Tomatenmark
2 TL Cajun Gewürzmischung
2 Lorbeerblätter
1/2 Tasse Hühnchenbrühe
1 TL Olivenöl
Petersilie
Salz

Zubereitung:

1. Schneide zuerst die Zucchini in nudelförmige Streifen, gebe sie danach ein Abtropfsieb und salze sie leicht.
2. Dann Olivenöl in der Pfanne erhitzen.
3. Knoblauch zerdrücken und klein hacken, in die Pfanne geben und die Gewürzmischung darüber geben und für etwa eine Minute anbraten.
4. Die Zucchini-Nudeln in kochendes gesalzenes Wasser geben und 5 Minuten kochen.
5. Paprika, Zwiebel und Sellerie klein schneiden, in die Pfanne geben und etwa 2-3 Minuten anbraten.
6. Die gewürfelten Tomaten, Hähnchenbrühe, Tomatenmark und Lorbeerblätter in die Pfanne geben. Anschließend die Sauce zum Kochen bringen.
7. Die Garnelen hinzugeben, die Pfanne bedecken und etwa 3 Minuten kochen lassen.
8. Die Zucchini aus dem Wasser holen und mit Küchenpapier trocknen. Anschließend in die Pfanne geben und nach einer Minute servieren.

Instant-Tacos mit Kartoffeln

Portionen: 3

Zutaten:

3 rotbraune Kartoffeln
1 Tasse Wasser
4 Esslöffel geschmolzenes Ghee, geteilt
Salz zum Abschmecken
1 roter Paprika, gewürfelt
1 gelber Paprika, gewürfelt
½ gelbe Zwiebel, gewürfelt
2 Knoblauchzehen, gehackt
½ Jalapeno, gewürfelt
1 Pfund grasgefüttertes Hackfleisch
Saft von ½ Limette
2 Esslöffel Hot Sauce
2 Esslöffel Taco Gewürz
Koriander und gewürfelt Paprikaschotten zum Garnieren

Zubereitung:

1. Backofen auf 230 Grad °C vorheizen.
2. Kartoffeln waschen und Löcher durchstechen.
3. Danach Wasser in einen Dampfgarer füllen, ein Dampfkorb oder Drahtgestell hineinstellen und die Kartoffel in dem Dampfgarer garen.
4. Vorsichtig die Kartoffeln aus dem Dampfgarer mit einem Handtuch oder einer Zange entfernen, um sicherzustellen, dass du nicht deine Haut verbrennst.
5. Danach einen Pinsel verwenden, um jede Kartoffeln mit geschmolzenem Ghee zu bestreichen und mit etwas Salz zu bestreuen.
6. Danach in den Ofen zu geben, bis sie knusprig sind.
7. Wasser aus dem Becken entfernen und in den Dampfgarer wiedereinsetzen. Die Sautieren-Funktion verwenden und 2 Esslöffel Ghee zusammen mit Paprika, Zwiebel und ein bisschen Salz hinzufügen. Für ca. 5 Minuten sautieren, dann Knoblauch, Jalapeño, und

Rinderhackfleisch hinzufügen und das Rindfleisch in kleinere Stücke brechen. Nachdem das Fleisch für ca. 5 Minuten gebraten wurde, Limette, Hot Sauce und Taco Gewürze hinzufügen. Alles vermischen, bis eine Masse entstanden ist

8. Abbrechen drücken, den Deckel schließen, sowie das Druckventil und dann den manuellen Hochdruck für 10 Minuten laufen lassen. Sobald die Zeit abgelaufen ist, den Druck schnell loslassen, den Deckel entfernen und abschmecken, ob das Taco-Fleisch Salz benötigen.
9. Die Kartoffeln aus dem Ofen nehmen, in die Mitte durchschneiden, Taco-Fleisch hineingeben und etwas Koriander und Paprika darüber geben.
10. Guten Appetit!

Bratkartoffeln mit Rosmarin und Gemüse

Portionen: 2

Zutaten:

2 mittelgroße Süßkartoffeln
1 rote Zwiebel
2 Knoblauchzehen
250g Tomaten
1 EL Kokosblütenzucker oder Honig
150g Zucchini
4 EL Olivenöl
1 TL Paprikapulver
Etwas Salz
Pfeffer
Kümmel
Frisches Rosmarin
Frisches Basilikum
Frisches Oregano

Zubereitung:

1. Zuerst die Süßkartoffel waschen, schälen und in ca. 0,5 - 1cm dicke Scheiben schneiden. Etwas Olivenöl, Salz, Pfeffer, Paprikapulver, Rosmarin

und Kümmel in eine Schüssel geben und die Süßkartoffel darin wälzen.

2. Als nächstes für 30-35 Minuten bei 220 Grad in den Ofen schieben.
3. Zwiebel vierteln und einen Teil davon zerkleinern, der Rest kommt später in den Ofen.
4. Knoblauch, Tomaten und Zucchini ebenfalls zerkleinern. Etwas Olivenöl in eine Pfanne geben und den Zwiebel und Knoblauch kurz anrösten – das restliche Gemüse beigeben und für ca. 15 Minuten auf mittlerer Stufe braten.
5. Nach 15 Minuten die restlichen Zwiebelstücke mit Schale zu den Süßkartoffeln geben und bis zum Schluss im Backofen garen.
6. Das Gemüse mit Salz, Pfeffer, 1 Prise Paprikapulver und Kokosblütenzucker oder Honig verfeinern und weitere 5 Minuten köcheln.
7. Am Ende noch Basilikum und Oregano zum Gemüse geben und für ca. 2 Minuten ziehen lassen.
8. Süßkartoffelscheiben mit Gemüse auf einen Teller servieren. Zwiebel schälen und über dem Gemüse verteilen.

Spinat-Salat mit gegrillten Aprikosen und Brombeeren

Portionen: 2

Zutaten:

2 – 3 Handvoll Babyspinat
4 Aprikosen
1 Schale (125 g) Brombeeren
2 Esslöffel Olivenöl
1 Esslöffel Zitronensaft
Salz und frisch gemahlener Pfeffer
1/2 Avocado
1 Handvoll Mandeln, Körner und Samen

Zubereitung:

1. Den Spinat waschen, trockenschleudern und die großen Blätter eventuell grob hacken. Danach auf zwei Tellern verteilen.
2. Die Aprikosen waschen, trocken tupfen, halbieren und den Stein entfernen.

3. Die Brombeeren waschen und vorsichtig trocken tupfen.
4. Den Backofen auf Grillfunktion vorheizen.
5. Währenddessen die Aprikosen mit der Schnittstelle nach oben auf ein Blech oder ein Ofenrost legen. Aprikosen mit etwas Olivenöl bepinseln und ein paar Minuten lang auf der obersten Schiene im heißen Ofen grillen, bei Bedarf wenden und auch von der anderen Seite garen lassen.
6. Vinaigrette aus Olivenöl, Zitronensaft, Salz und Pfeffer anrühren.
7. Die Avocado in Scheiben schneiden, mit etwas Zitronensaft bepinseln, damit sie nicht braun wird.
8. Eine kleine Pfanne ohne Öl erhitzen, Mandeln und Körner darin rundherum rösten.
9. Avocado, gegrillte Aprikosen und Brombeeren auf dem Spinat anrichten, mit dem Dressing beträufeln und die Nüsse darüber streuen.
10. Guten Appetit!

Thunfisch-Zucchini-Röllchen

Portionen: 4

Zutaten:

1 EL Kapern
150 g Thunfisch
6 grüne Oliven ohne Stein
einige Blätter Basilikum
2 Frühlingszwiebel
2 Zucchini
1 EL Olivenöl
1/2 Zitrone
1 EL Olivenöl
Pfeffer
Salz

Zubereitung:

1. Zuerst die Zucchini waschen und mit einem Sparschäler der Länge nach in dünne Scheiben schneiden.
2. Thunfisch, 1 EL Olivenöl, gehackten Basilikum und kleingeschnitten Frühlingszwiebel mit der Küchenmaschine zu einer cremigen Paste verarbeiten.
3. Oliven und Kapern grob hacken und unter die Thunfischcreme rühren.
4. Mit Salz, Pfeffer und etwas Zitronensaft abschmecken.
5. Zucchinistreifen in etwas Olivenöl von beiden Seiten anbraten.
6. Nach dem Auskühlen die Streifen mit der Thunfischcreme bestreichen und einrollen.
7. Auf einem Teller servieren und genießen.

Rindfleisch mit Orange auf Süßkartoffelnudeln und Grünkohl

Portionen: 2

Zutaten:

250g Rinderhüfte
1 Süßkartoffel
6 Tassen Grünkohl
3 TL frischer Ingwer
1 Glas Orangensaft
1 TL Honig
2,5 TL Kokosnussöl
Salz und Pfeffer

Zubereitung:

1. Zuerst die Süßkartoffel in kleine Streifen schneiden.
2. Währenddessen 1 TL Kokosöl in einer Pfanne erhitzen und danach die Süßkartoffelstreifen für 6-7 Minuten braten. Anschließend in eine Schüssel geben und abdecken, um diese warmzuhalten.
3. Den Rest des Kokosöls in die Pfanne geben, erhitzen und 1 TL Ingwer hinzugeben. Ca. 1 Minute anbraten.
4. Das Steak in die Pfanne geben und braten bis es rare (3 Minuten), medium (5 Minuten) oder durch (8 Minuten) ist. Das Fett abschütten und das Fleisch ebenfalls in die Schüssel geben.
5. In einer kleinen Schale den Orangensaft, den Honig, den restlichen Ingwer, Salz und Pfeffer verrühren. Danach bei hoher Hitze in die Pfanne geben und warten, bis es kocht.
6. Die Hitze reduzieren und den Grünkohl hinzugeben.
7. Die Nudeln und das Steak auf zwei Portionen aufteilen und die Sauce darüber gießen.

Chili-Käse-Waffeln mit knuspriger Chorizo

Portionen: 2

Zutaten:

3 kleine Eier
4 EL Cheddar, gerieben
3 EL Cashew-Creme
Chili
Salz und Pfeffer

Dip
150 g Hüttenkäse
1 Frühlingszwiebel
Salz
Pfeffer
Chorizo

Zubereitung:

1. Alle Zutaten des Waffelteiges in einer Rührschüssel geben und mit einem Handmixer gut verrühren.
2. Das Waffeleisen aufheizen und danach mit geringer Hitze backen.
3. Die Frühlingszwiebel waschen, in feine Ringe schneiden mit dem Hüttenkäse vermengen und mit Salz und Pfeffer abschmecken.
4. Je nach Waffeleisengröße ergeben sich zwei bis drei Waffeln.
5. Währenddessen die Chorizo in schräge Scheiben schneiden und diese knusprig braten.
6. Die Waffeln samt Dip und Chorizo anrichten.
7. Guten Appetit!

Paleo-Burger

Portionen: 4

Zutaten:

600 Gramm Rinderhackfleisch
1 rote Zwiebel
1 Avocado
1 Chilischote
1 Schalotte
1 Knoblauchzehe
1 Limette
1 EL Kokosöl
Salz
Pfeffer

Zubereitung:

1. Das Rinderhack mit Salz und Pfeffer abschmecken.
2. 4 gleichmäßige Burger-Pattys formen und in einer Pfanne für ca. 2 Minute von jeder Seite anbraten.
3. Die rote Zwiebel in Ringe schneiden und kurz durch die heiße Pfanne ziehen.
4. Guacomole aus Avocado, Chili, Knoblauch und Schalotte mit einer Gabel kreieren. Mit Limettensaft, Salz und Pfeffer abschmecken.
5. Alles zusammen servieren und genießen.

Roter Heringssalat

Portionen: 2

Zutaten:

4-5 eingelegte Heringe
2 Süßkartoffeln
300 g gekochte rote Rüben
2 Äpfel
1 roter Zwiebel
3 Essiggurken
Olivenöl
1 EL Senf
Salz
Pfeffer
Etwas frischer Schnittlauch und Dill

Zubereitung:

1. Zuerst die Süßkartoffeln schälen, würfeln und in Salzwasser weichkochen.
2. Sobald die Süßkartoffeln fertig sind, das Wasser abgießen, kalt abschrecken und auskühlen lassen.
3. Die roten Rüben, Äpfel, Zwiebel, Hering und Gurken in Würfel schneiden und alles zusammen in eine große Schüssel geben.
4. Wenn die Süßkartoffelwürfel abgekühlt sind, diese in den Salat geben.
5. Mit etwas Flüssigkeit von den Essiggurken, Olivenöl, Senf, Salz und Pfeffer marinieren.
6. Klein geschnittenen Schnittlauch und Dill unterrühren und für mindestens 10 Stunden in den Kühlschrank stellen, damit der Salat gut durchziehen kann.
7. Danach servieren und genießen.

Zucchini-Puffer

Portionen: 2-4

Zutaten:

5 mittelgroße Zucchini, geraspelt
2 TL Salz
¼ Tasse Kokosmehl
1 Ei, verquirlt
1 TL schwarzer Pfeffer
¼ TL Cayenne Pfeffer
Ghee oder Kokosnussöl zum Braten

Zubereitung:

1 Zuerst die Zucchini raspeln und in eine große Schüssel geben, salzen und für 10 Minuten ruhen lassen.
2 Danach die Flüssigkeit aus den geraspelten Zucchini mit den Händen ausdrücken und in eine separate Schüssel geben.
3 Kokosmehl, Ei und Pfeffer zu den Zucchini geben und gut vermengen. Daraus die Puffer formen.
4 Ghee oder Kokosöl in einer Pfanne bei niedriger bis mittlerer Hitze schmelzen und die Puffer darin von jeder Seite ca. 3-5 Minuten braten, bis sie braun werden.
5 Guten Appetit!

Gebackenes Toskanisches Huhn

Portionen: 4

Zutaten:

4 knochenlose, hautlose Hühnerbrüste
1 Tasse extra natives Olivenöl
Saft von 2 Zitronen
1 Esslöffel frischer Rosmarin, gehackt
1 Esslöffel frischer Thymian, gehackt
1 Esslöffel gehackter getrockneter Oregano
½ gelbe Zwiebel, gehackt
3 Knoblauchzehen, gehackt
½ Tasse getrocknete Tomaten, gewürfelt
Salz und Pfeffer, zum Abschmecken
1 Zitrone, dünn geschnitten

Zubereitung:

1. Olivenöl, Zitronensaft, Kräuter und Zwiebel in einen Topf geben und über mittlerer Hitze zum Kochen bringen.

2. Die Hitze herunterdrehen und köcheln lassen, bis die Zwiebeln durchsichtig werden.
3. Danach Knoblauch und getrocknete Tomaten zusammen mit etwas Salz und Pfeffer hinzufügen und für weitere 2-3 Minuten kochen lassen. Von der Hitze entfernen und abkühlen lassen.
4. Hühnchen in eine Backform geben und dann mit der abgekühlten Mischung auffüllen. Bedecken und in den Kühlschrank stellen zum Marinieren über Nacht.
5. Backofen auf 190 Grad °C vorheizen. Das marinierte Huhn auf das Backblech geben, die Mischung aus Zwiebeln und getrockneten Tomaten darüber und danach die Zitronenscheiben auf das Huhn. Etwas Salz darauf streuen und im Ofen für 30-35 Minuten backen oder bis die innere Temperatur des Fleisches 70 Grad °C erreicht. Diese Zeit ist abhängig von der Dicke der Hühnerbrüste.
6. Das Huhn nun für ca. 5 Minuten vor dem Servieren ruhen lassen.
7. Guten Appetit!

Gebratene Jakobsmuscheln mit Kürbis und Grünkohl

Portionen: 1

Zutaten:

200 g Kürbis
5 mittelgroße Jakobsmuscheln (herausgelöst, ohne Schale)
1/2 TL Salbei
200 g Grünkohl
2 TL Zitronensaft
2 TL Rapsöl

Zubereitung:

1. Zuerst den Kürbis klein schneiden, 10 Minuten in Wasser kochen lassen. Danach in einer Pfanne kurz anschwitzen und bräunen.
2. Währenddessen Öl in einer weiteren beschichteten Pfanne erwärmen, Muscheln von jeder Seite für 1 bis 2 Minuten braten. Auf dem Teller anrichten, Zitronensaft und Salbei darübergeben.
3. Kohl in die Pfanne geben, kurz anbraten. Alles zusammen servieren.
4. Guten Appetit!

Grapefruit-Avocado-Salat

Portionen: 4

Zutaten:

4 Grapefruits
2 reife Avocados
2 Frühlingszwiebeln
2 TL Kardamomkapseln
1/2 Zitrone
3 EL Olivenöl
2 EL Honig
1 Messerspitze Piment
Brunnenkresse
Salz, Pfeffer

Zubereitung:

1. Die Grapefruits großzügig schälen und dabei auch die weiße Innenhaut entfernen. Danach die einzelnen Grapefruitspalten zwischen den Trennhäuten herausnehmen. Dabei den Saft in einer Schüssel auffangen.
2. Die Avocados halbieren, die Steine und Schale entfernen. Das Fruchtfleisch in etwa einen Zentimeter breite Spalten schneiden.
3. Nun die Frühlingszwiebeln waschen und in schmale Ringe schneiden.
4. Die Kardamomkapseln sorgfältig in einem Mörser zerstoßen und die halbe Zitrone auspressen.
5. Für das Dressing den Grapefruitsaft mit Zitronensaft sowie mit Öl, Honig, Kardamom und Piment vermischen. Mit Salz und Pfeffer abschmecken.
6. Dann die Brunnenkresse waschen, die dicken Stiele entfernen und grob hacken. Anschließen mit ungefähr einem Drittel des Gewürzdressings mischen.
7. Nun alles zusammen auf einem Teller anrichten und servieren.

Marine Miesmuscheln

Portionen: 2

Zutaten:

1 kg Miesmuscheln mit Schale (küchenfertig)
2 Knoblauchzehen
2 EL Petersilie, glatt
Olivenöl
Saft einer ½ Zitrone
1 Zitrone

Zubereitung:

1. Zuerst Knoblauch und Petersilie hacken. In einem großen Kochtopf in Olivenöl bei kleiner Hitze andünsten.
2. Miesmuscheln kalt abbrausen, offene Muscheln wegwerfen und dazugeben.
3. Ohne zusätzliche Flüssigkeit zugedeckt aufkochen, dabei den Topf immer wieder rütteln, bis die Muscheln geöffnet und gar sind. Ungeöffnete Muscheln unbedingt wegwerfen!
4. Zitronensaft beifügen und alles vermischen.
5. Sofort mit etwas Sud anrichten. Zitrone halbieren und dazu geben.
6. Guten Appetit!

Rucola-Zucchetti-Suppe mit Ei

Portionen: 4

Zutaten:

3 große Zucchetti
90 g Rucola
1 Zwiebel
2 EL Olivenöl
8,5 dl Gemüsebrühe
1 Thymianzweig, klein
Salz
Pfeffer aus Mühle
4 Eier
2 bis 3 EL Essig

Zubereitung:

1. Zuerst die Zucchetti auf der einen Seite kappen und grob reiben. Rucola grob zerzupfen und alles beiseitestellen.
2. Als nächstes die Zwiebel grob hacken und in Olivenöl andünsten. Zucchetti und Rucola mitdünsten.
3. Die Brühe angießen, Thymian beifügen, alles aufkochen. Das Gemüse bei mittlerer Hitze zugedeckt weichgaren.
4. Danach den Thymian entfernen. Pürieren und abschmecken.
5. Währenddessen Wasser aufkochen. Eier vorsichtig ins siedende Wasser geben, Essig beifügen und 6 Minuten lang offen bei mittlerer Hitze kochen.
6. Die Eier gut abschrecken und vorsichtig pellen. Das obere Drittel/Viertel des Eis wegschneiden, so dass das Eigelb leicht zum Vorschein kommt.
7. Suppe anrichten und Ei in die Mitte geben.
8. Guten Appetit!

Rösti aus Süßkartoffel

Portionen: 2

Zutaten:

1-2 Süßkartoffeln
1 Ei
Salz, Pfeffer
2 EL Olivenöl

Zubereitung:

1. Zuerst die Süßkartoffeln schälen und fein hobeln.
2. Dann mit Ei, Salz und Pfeffer vermischen und in einer Pfanne mit Olivenöl flachgedrückt anbraten.
3. Sobald sie knusprig sind herausnehmen und heiß servieren.
4. Guten Appetit!

Hummus-Falafel

Portionen: 4

Zutaten:

Falafel
50g Sonnenblumenkerne
90g Cashewkerne
50g Kürbiskerne
1 1/2 EL Mandelmus
1 Knoblauchzehe, gehackt
3 EL rote Paprika, gehackt
1 kleine Zwiebel, gehackt
jeweils 1 EL frischer Basilikum, Petersilie und Koriander, gehackt
1-2 EL frisch gepresster Zitronensaft
2 TL Kreuzkümmel, gemahlen
etwas Salz und Pfeffer
Sesamsamen, zum Wälzen

Hummus
1/2 Blumenkohl (ca. 600g)
3 EL Tahini (Sesampaste)
50g Cashewkerne
2 Zehen Knoblauch, gehackt
3 EL frisch gepresster Zitronensaft
30ml Olivenöl

2 TL Kreuzkümmel
Salz, Pfeffer
Paprikapulver und Olivenöl, zum Garnieren

Zubereitung:

1. Alle Zutaten für den Falafel, bis auf die Sesamsamen, in einen Mixer geben und so lange mixen, bis alles gründlich miteinander vermischt ist.
2. Danach den Backofen auf 220° Ober-/Unterhitze vorheizen.
3. In der Zwischenzeit aus der Falafel-Masse kleine Kugeln formen, diese in den Sesamsamen wälzen und auf ein mit Backpapier ausgelegtes Blech legen. Auf mittlerer Schiene für 20 Minuten backen, bis die Kugeln leicht bräunlich erscheinen.
4. Nun den Blumenkohl in kleine Röschen teilen und für ca. 8 Minuten in leicht kochendem Wasser garen.
5. Die gekochten Blumenkohlröschen mit den restlichen Zutaten für den Hummus, mit einem Stabmixer gut miteinander vermengen, bis eine cremige Konsistenz entsteht. Sollte die

Masse noch etwas zu fest sein, einfach etwas Wasser hinzufügen.

6. Zum Garnieren etwas Olivenöl drüber träufeln und mit Paprikapulver bestreuen.
7. Guten Appetit!

Ananas-Avocado-Hähnchensalat

Portionen: 2

Zutaten:

400g Hähnchenfleisch
1 EL Kokosöl
1 rote Paprika
1/2 Salatgurke
1/3 Ananas (ca. 150g)
1/2 Avocado
2 TL Limettensaft
2 EL Mayo
1 TL Kumin
Salz
Pfeffer

Zubereitung:

1. Zuerst die halbe Gurke nochmal der Länge nach halbieren und mit einem Teelöffel die Kerne in der Mitte entfernen.
2. Die Paprika und Ananas putzen.
3. Alle drei Zutaten in gleich große etwa 2x2 cm große Stücke schneiden und in einer Schüssel vermischen.
4. Das Hähnchenfleisch im Kokosöl scharf anbraten.
5. Während das Hähnchenfleisch gart, die Avocado halbieren, schälen und auch in kleine Würfel schneiden.
6. Sobald das Fleisch gar ist, dieses aus der Pfanne nehmen und in etwa genauso große Stücke schneiden wie das Gemüse.
7. Nun die Avocado-Würfel und das Hähnchenfleisch gemeinsam mit der Mayo, Limettensaft, Kumin, Salz und Pfeffer in die Schüssel geben und mit den restlichen Zutaten vermengen.
8. Guten Appetit!

Fisch-Lauch-Auflauf

Portionen: 2

Zutaten:

400 g Kabeljau- oder Dorschfilet, ohne Haut
1 Stück Ingwer, daumengroß
¼ frische Chilischote
1 Knoblauchzehe
2,5 dl Kokosmilch
6 Lauchstangen
Meersalz
Pfeffer aus Mühle
2 EL Kokosraspel

Zubereitung:

1. Zuerst den Ingwer schälen, Chili entkernen und beides mit Knoblauch fein hacken. In ofenfeste Form geben.
2. Danach Kokosmilch auffüllen und offen für 10 Minuten im Backofen erhitzen
3. Währenddessen grobfasrige Teile beim Lauch entfernen und Stangen in dünne Ringe schneiden.
4. Fisch kalt abbrausen, mit Küchenpapier abtupfen und in 4 gleichmäßige Stücke schneiden.
5. Die Lauchringe mit der Kokosmilch vermengen und mit Meersalz und Pfeffer würzen. Den Fisch darauflegen, mit Meersalz würzen und mit etwas Kokosmilch beträufeln. Die Kokosraspel auf Fisch verteilen.
6. Alles nochmals für 30 Minuten offen garen.
7. Servieren und genießen!

Pistazien-Mangold-Ricotta-Sauce

Portionen: 6

Zutaten:

50g geschälte Pistazien, geröstet und gesalzen
400g Mangold, klein geschnitten -
250g Ricotta
200g passierte Tomaten
1 Zwiebel, gewürfelt
50ml Weißwein
1 Esslöffel Olivenöl
200ml Gemüsebrühe
eine kleine Hand voll getrockneter Tomaten, klein geschnitten
Salz
Pfeffer

Zubereitung:

1. Zuerst das Öl in einer großen Pfanne erhitzen und die Zwiebel anschwitzen.
2. Sobald die Zwiebel glasig aussehen, die Stiele des Mangolds hinzufügen und für ca. 3-4 Minuten braten.
3. Mit dem Weißwein ablöschen, dann die Tomaten, den Ricotta und die Gemüsebrühe dazugeben und gut durchrühren.
4. Zum Kochen bringen und dann die Blätter des Mangolds und die getrockneten Tomaten in die Pfanne geben.
5. Nun alles sanft köcheln lassen, bis der Mangold gar ist.
6. Mit Salz und Pfeffer abschmecken und mit den gehackten Pistazien bestreuen.
7. Perfekt dazu: Zucchini- oder Karottennudeln.

Proteinreicher Garnelen-Spargel-Salat

Portionen: 2

Zutaten:

Salat
500g grüner Spargel
1 Paprika
2 Frühlingszwiebeln
150g Cocktailtomaten
Feldsalat und/oder Rucola

Garnelen
250g Garnelen
2 EL gemischte Kräuter
1 Knoblauchzehe
1 Ei
4 EL geriebene Mandeln
2 EL Sesamsamen

Dressing
2-3 Radieschen
2 EL frisch gehackte Kräuter
2 EL Olivenöl
3 EL Apfelessig
2 EL Wasser Zitronensaft und Schale von
1/2 Zitrone
2 TL Dijon-Senf (körnig)
1 TL Honig

Zubereitung:

1. Spargel waschen und ggf. das holzige Ende wegschneiden.
2. Nun einen großen Topf Wasser mit etwas Salz zum Kochen bringen und den Spargel für ca. 7 Minuten bei mittlerer Hitze bis zur gewünschten Bissfeste kochen.
3. Backofen auf 180° Ober-/Unterhitze vorheizen.
4. Für die Garnelen das Ei in einer Schüssel verquirlen. Die Mandeln mit den Sesamsamen, gehacktem Knoblauch und den Kräutern vermischen. Die Garnelen säubern und etwas salzen.

5. Zuerst die Garnelen durch das Ei ziehen und dann in der Mandel-Sesam Panade wälzen.
6. Auf einem mit Backpapier ausgelegtem Blech für ca. 10 Minuten in den Backofen geben.
7. Währenddessen für den Salat, die Paprika, Cocktailtomaten und Frühlingszwiebeln klein schneiden und den Salat waschen.
8. Für das Dressing die Radieschen in sehr kleine Würfel schneiden und mit den restlichen Zutaten vermengen. Den Spargel dritteln und mit den restlichen Salatzutaten und dem Dressing vermischen.
9. Die Garnelen aufspießen und mit dem Salat anrichten.

Rindfleisch-Carpaccio mit Steinpilzen

Portionen: 4

Zutaten:

150 g Rindsfilet
8 EL kaltgepresstes Olivenöl
150 g Steinpilze
Saft von 1 Zitrone
Grober Pfeffer
8 Blätter Salat

Zubereitung:

1. Zuerst das Rindsfilet kühl abspülen und abtrocknen.
2. Das Fleisch mit einem großen scharfen Küchenmesser in hauchdünne Scheibchen kleinschneiden.
3. Vier Teller mit den gewaschenen Salatblättern auslegen, Filetscheiben darauflegen und mit dem Olivenöl beträufeln.
4. Die Steinpilze reinigen, mit einem nassen Geschirrtuch abreiben und in schmale Scheiben schneiden.
5. Auf die Fleischscheiben setzen und darüber etwas Saft einer Zitrone beträufeln.
6. Anschließend das Rinder-Carpaccio mit Steinpilzen mit Pfeffer aus der Mühle und eventuell mit Salz würzen.
7. Guten Appetit!

Würziger Grünkohl-Blutorangen-Salat

Portionen: 4

Zutaten:

⅓ Tasse geschnittene Mandeln
1 Tasse Paprika, dünn geschnitten
¼ rote Zwiebel, dünn geschnitten
2 Jalapeños, dünn geschnitten
1 Bündel Grünkohl
2 Blutorangen, segmentiert

Jalapeño Dressing
1 Tasse frischer Koriander
Saft von 2 Limetten
1-2 Jalapeno, Samen entfernt, grob gehackt
1 Knoblauchzehe, grob gehackt
1 Esslöffel Honig
1 Esslöffel Weißweinessig
¼ Tasse extra natives Olivenöl
Prise Salz und Pfeffer

Zubereitung:

1. Backofen auf 175 Grad °C vorheizen.
2. Aufgeschnittene Mandeln auf ein Backblech legen und in den Ofen geben, diese für 8-10 Minuten rösten, bis sie goldbraun und duftend sind.
3. Paprika, rote Zwiebel, Jalapeños und Kohl in dünne Scheiben schneiden, dann in eine große Salatschüssel geben.
4. Dann die Grapefruit segmentieren und zum Salat mit den gerösteten Mandeln hinzugeben.
5. In einem kleinen Mixer alle Zutaten für das Jalapeño Dressing vermischen, bis eine glatte Masse entsteht.
6. Das Dressing über das Gemüse geben und alles gut vermischen.
7. Danach für ein paar Stunden im Kühlschrank sitzen lassen.

Knusprige Tacos mit Pfannenkartoffeln und Aioli-Sauce

Portionen: 4-5

Zutaten:

1 Pfund Pfannenkartoffel
2 Esslöffel Avocado-Öl oder geschmolzen Ghee
1-2 Esslöffel Taco Gewürze (je nach Geschmack)

Hot Sauce Aioli
⅓ Tasse Avocado-Öl-Mayo
2 Esslöffel Hot Sauce

Zum Garnieren
Cilantro, grob gehackt
Grüne Zwiebeln, in Scheiben geschnitten

Zubereitung:

1. Backofen auf 220 Grad °C vorheizen und ein Backblech mit Backpapier auslegen.

2. Kartoffeln in einen Topf geben und mit Wasser bedecken.
3. Den Deckel daraufsetzen und bei mittlerer Hitze zum Kochen bringen. Für 10 Minuten köcheln lassen oder bis eine Gabel leicht hineingestochen werden kann. Danach abtropfen lassen.
4. Kartoffeln auf das Backblech legen und einen Kartoffelstampfer verwenden, um die Kartoffeln drücken, bis sie leicht aufbrechen.
5. Dann einen Pinsel verwenden, um jede Kartoffel mit Öl zu bestreichen und dann die Taco-Gewürze darüber zu streuen.
6. Das Backblech dann für 20 Minuten in den Ofen setzen, bis Kartoffeln knusprig sind.
7. Während die Kartoffeln backen, Mayo und Hot Sauce zu einer Masse vermischen und in den Kühlschrank stellen, um es kühl zu halten.
8. Sobald die Kartoffeln fertig sind, die Aioli darüber geben und mit etwas Koriander und grünen Zwiebeln servieren!

Hirschgulasch

Portionen: 2

Zutaten:

500 g Hirschgulasch
5 große Champignons, in Scheiben geschnitten
400 ml Rinderbrühe
½ TL Pimentkörner
½ TL Wacholderbeeren
4 ganze Nelken
2 Lorbeerblätter
1 TL Thymian
½ Bund frische Petersilie
½ Tasse frische Blaubeeren
1 EL Ghee
Pfeffer und Salz zum Abschmecken

Zubereitung:

1. Zunächst die Zwiebeln schälen und fein würfeln, sowie die Petersilie fein hacken.

2. Dann die Champignons putzen und in Scheiben schneiden.
3. Ghee in einem Topf erhitzen und das Fleisch darin rundum scharf anbraten.
4. Dann die Zwiebeln hinzugeben und diese unter Rühren.
5. Solange anbraten, bis sie anfangen, Farbe anzunehmen.
6. Jetzt die Rinderbrühe und die Champignons hinzugießen und würzen.
7. Dazu Pimentkörner, Wacholderbeeren, Nelken, Lorbeerblätter und Thymian zugeben.
8. Den Topf bedecken und alles bei mittlerer Hitze für ca. 1 Stunde schmoren lassen, dabei gelegentliches Umrühren nicht vergessen.
9. Kurz bevor das Fleisch gar ist, die Blaubeeren hinzufügen.
10. Zum Servieren die Petersilie zum Gulasch geben.
11. Guten Appetit!

Truthahn-Rollbraten mit Apfel-Rotkraut und Schoko-Sauce

Portionen: 4

Zutaten:

Rollbraten:

1 Truthahn-Rollbraten
2 Zwiebeln
1 Karotte
1 Stange Lauch
2 EL Lapsang-Souchong-Tee
1 TL Puder-Erythrit
150 ml Weißwein
1 EL Tomatenmark
400 ml Geflügel Brühe
1 EL Schmalz

Soße:

2 Scheiben Ingwer
1 Rosmarinzweig
2 Streifen Orangenschale
2-3 EL Sahne
1 Rippe Zartbitterschokolade

Rotkraut:

400 g Rotkraut, fertig gegart
2 EL gewürfelter Apfel
1 EL Apfel-Rosmarin-Tee
1 EL Puder-Erythrit
1 TL Wild Gewürz
2 EL Weidebutter

Zubereitung:

1. Heize den Backofen auf 140 Grad Umluft vor.
2. Danach die Zwiebeln und Karotte schälen und mit dem Lauch in grobe Würfel schneiden.
3. Einen Bräter oder einen Schmortopf bei mittlerer Temperatur erhitzen.
4. 1 EL Schmalz darin zerlassen und das Gemüse unter Rühren erhitzen.
5. Dieses nun mit Puder-Erythrit bestäuben und etwas andünsten.
6. Das Tomatenmark unterrühren und ebenfalls mitbraten.
7. Mit Weißwein ablöschen und für ein paar Minuten köcheln lassen.

8. Gieße die Brühe auf und legen den Rollbraten hineinlegen. Nun den Schmortopf ohne Deckel in den Ofen stellen und für 2,5 Stunden bei 140 Grad Umluft braten. Darauf achten, dass das Fleisch gewendet wird, damit es von allen Seiten knusprig wird.
9. Währenddessen Rotkraut in einem Topf erhitzen, welches nun fertig gegart ist.
10. Dazu die Apfelstücke sowie den Tee geben und mit etwas Erythrit bestäuben. Abschmecken mit Salz, Pfeffer, Butter und zur Seite stellen.
11. Den Schmortopf nach 2,5 Stunden aus dem Ofen nehmen.
12. Um das Fleisch warmzuhalten, dieses direkt aus dem Topf in etwas Alufolie geben.
13. Für etwa 10 Minuten den Bratenrückstand mit Orangenschale, Rosmarin und Ingwer einkochen lassen. Durch ein Sieb gießen, während das Gemüse dabei etwas ausgedrückt, die Sauce in den Bräter zurückgeben und mit der

Schokolade, Salz, Pfeffer und Sahne abschmecken.

14. Nun den Rollbraten in Scheiben schneiden und zusammen mit etwas Blaukraut und Soße auf einem Teller anrichten.

Matjes mit Zucchinigemüse

Portionen: 1

Zutaten:

1 große Zucchini
1 TL Olivenöl
2 Matjesfilets (ohne Zwiebeln, der Kollegen zuliebe)
Zitrone und Petersilie zum Garnieren

Zubereitung:

1. Zuerst die Zucchini in Würfel schneiden und danach einer abgedeckten Schale mit etwas Wasser in einer Mikrowelle für ca. 3 Minuten kochen.
2. Das Wasser danach abgießen und die Zucchini mit Pfeffer und Olivenöl beträufeln.
3. Mit dem Matjes auf einem Teller servieren und genießen!

mat aus dem Dampfgarer

Portionen: 4-5

Zutaten:

2 Pfund Schweinefleisch, Schulter oder Hintern, gewürfelt
2 Teelöffel geräuchertes Salz
1 Teelöffel Kreuzkümmel
1 Teelöffel Oregano, getrocknet
½ Teelöffel schwarzer Pfeffer
1 weiße Zwiebel, grob gehackt
3 Knoblauchzehen, gehackt
1 Jalapeño, gewürfelt
2 Lorbeerblätter
Saft von 2 Limetten
1 ½ Tasse Orangensaft
1 Tasse Brühe

Zum Garnieren
Limettenspalten
Koriander

Zubereitung:

1. Die Sautieren-Funktion am Dampfgarer betätigen. Sobald dieser

heiß ist, Schweineschulter hineingeben und für ca. 10 Minuten garen, bis alle Seiten braun erscheinen. Alle restlichen Zutaten hinzufügen und gut vermischen. Abbrechen drücken, den Deckel festmachen, das Druckventil schließen und auf manuellen Hochdruck für 30 Minuten stellen. Wenn die Zeit abgelaufen ist, den Druck für 20 Minuten von selbst herauslassen, dann den Deckel entfernen.

2. Während der Dampfgarer den Druck entlässt, den Grill erhitzen.
3. Einen Schaumlöffel verwenden, um das Fleisch und Zwiebeln zu entfernen und auf ein Backblech legen.
4. Verwende zwei Gabeln, um das Fleisch etwas auseinander zu ziehen. Frischen Limettensaft darüber geben und auf einem Grill für ein paar Minuten grillen oder bis das Schweinefleisch beginnt, braun und knackig zu werden.
5. Mit frischen Limettenecken und Koriander vor dem Servieren garnieren!

Süßkartoffel-Kürbis-Kochbananen-Curry

Portionen: 2

Zutaten:

1/2 kleiner Hokkaido-Kürbis
1/2 Blumenkohl
1 Süßkartoffel
1 Kochbanane
1 Zwiebel
200ml Kokosmilch
200ml Knochenbrühe (oder Wasser)
1 TL Zwiebelpulver
1 TL Kurkuma
Salz

Zubereitung:

1. Zuerst das Gemüse kleinschneiden und dann die Zwiebel in etwas Öl andünsten.
2. Kürbis, Süßkartoffel und Kochbanane dazu geben und mit der Brühe oder Wasser auffüllen.
3. Ca. 20 Minuten bei geschlossenem Deckel köcheln lassen. Danach die Kokosmilch auffüllen und die Gewürze hinzugeben. Kurz weiterköcheln lassen.
4. Für den Reis den Blumenkohl in einem Standmixer schreddern. Diesen nun zweimal für 1 Minute in die Mikrowelle geben. Zwischendurch umrühren.
5. Danach servieren und genießen.

Hähnchenfrikadellen mit Blumenkohlpüree

Portionen: 2

Zutaten:

250 Gramm Hähnchen- oder Truthahnhackfleisch
2 Eier
1 Zwiebel
1 rote Chilischote
1 Knoblauchzehe
Etwas Tomatenmark
Paprikapulver
Salz und Pfeffer
1 Esslöffel Kokosöl
Frische Petersilie

Püree:
Mittelgroßen Blumenkohlkopf
Knoblauchzehe
Knoblauchzehen und Gewürze zum Abschmecken

Zubereitung:

1. Den Blumenkohl vom Strang lösen und in kleine Röschen teilen. Diesen unter fließendem Wasser gut abspülen.
2. Die Röschen für 15-20 Minuten dampfgaren. Hierfür einen großen Topf zur Hälfte mit Salzwasser füllen und

das Wasser zum Kochen bringen. Die Röschen dann in ein Nudelsieb geben und auf den Topf setzen. Das Sieb mit einem Deckel abdecken und warten.

3. Die Röschen nach dem Garen in eine Küchenmaschine geben und mit den gewünschten Kräutern pürieren.
4. Zwiebeln, Knoblauch und Chili für die Frikadellen mit einem Küchenmesser kleinschneiden. Dann die Petersilie so klein wie möglich hacken.
5. Danach das Hackfleisch in eine Schüssel geben und mit den Eiern und dem Tomatenmark vermengen. Danach die anderen Zutaten hinzugeben und unterrühren. Danach mit Salz, Pfeffer und Paprika würzen.
6. Aus dieser Mischung mit den Händen gleich große Kugel formen und beiseitelegen.
7. Als nächstes eine beschichtete Pfanne auf mittlerer Hitze erwärmen und das Kokosöl in die Pfanne geben. Die Hähnchenfrikadellen auf allen Seiten braun anbraten, bis das Fleisch gar ist. Zum Schluss mit dem Blumenkohlpüree servieren.

Gebratener Blumenkohl mit frischen Kräutern

Portionen: 2

Zutaten:

600 g Blumenkohl
2 Knoblauchzehen
2 EL Butter
2 EL Olivenöl
2 Stängel Basilikum
2 Stängel Petersilie
1 TL Kurkuma
Meersalz
Pfeffer

Zubereitung:

1. Zuerst Blumenkohlröschen vom Stiel schneiden, waschen und abtropfen lassen
2. Den Knoblauch schälen und fein hacken.
3. Nun Olivenöl, Knoblauch, Kurkuma, Salz und Pfeffer in eine Schüssel geben und vermischen.
4. Den Blumenkohl in die Gewürzmischung geben und durchschwenken.
5. Nun Butter in einer Pfanne erhitzen, den Blumenkohl hineingeben und von allem Seiten kurz braten.
6. Die Kräuter waschen und abtrocknen, dann grob hacken und zum Blumenkohl geben.
7. Auf einem Teller servieren und genießen!

Paprika-Feta-Hackfleisch

Portionen: 8

Zutaten:

1 kg Rinderhackfleisch
180g Feta
2 rote Paprika, gewürfelt
1 Esslöffel Olivenöl
1 Zwiebel, gewürfelt
3 Knoblauchzehen, klein gewürfelt oder gepresst
200 ml Gemüsebrühe
1 Esslöffel Tomatenmark
50-70ml Milch
1 Teelöffel geräuchertes Paprikapulver
Pfeffer
Chili
Muskat
Knoblauch

Zubereitung:

1. Erhitze das Öl in einer Pfanne und brate Zwiebeln, Knoblauch und Paprika kurz an
2. Danach das Hackfleisch hinzugeben, gut würzen und braten, bis es gar ist.
3. Währenddessen den Feta mit der Milch glattrühren, sodass eine cremige, nicht zu flüssige Masse entsteht.
4. Nun die Feta-Creme und die Gemüsebrühe einrühren und alles gut vermischen und aufkochen lassen.
5. Zum Schluss das Tomatenmark einrühren und kurz köcheln lassen.
6. Guten Appetit!

Pizza-Spaghetti-Torte

Portionen: 3-4

Zutaten:

1 großer Spaghetti-Squash (ca. 600 Gramm)
1 Pfund italienische Wurst
½ gelbe Zwiebel, gewürfelt
1 Tasse Pizzasoße ohne Zucker
1 Teelöffel getrocknetes Basilikum
3 Eier
Salz und Pfeffer zum Abschmecken

Zubereitung:

1. Backofen auf 200 Grad °C vorheizen.
2. Den Spaghetti-Kürbis längs in Hälften schneiden.
3. Diesen mit der Oberseite nach unten auf ein Backblech legen und für 20-25 Minuten backen oder bis die Haut des Kürbisses nachgibt, wenn man darauf drückt. Dann die Ofenwärme auf 175 Grad reduzieren.

4. Sobald der Kürbis fertig ist, diesen entfernen und in eine 8x8 eingefettete Backform legen.
5. Eine große Pfanne bei mittlerer Hitze erwärmen. Italienische Wurst und Zwiebel hinzufügen. Kochen, bis die Wurst nicht mehr rosa ist und in Stücke zerbrochen werden kann.
6. Pizzasoße, getrocknetes Basilikum, Salz und Pfeffer in die Pfanne geben und gut vermischen.
7. Die Wurstmischung auf einen Teller geben und mit dem Spaghetti-Kürbis vermischen.
8. Die Eier zu der Backform hinzugeben und alles zusammen vermischen, bis die Eier nicht mehr sichtbar sind.
9. In den Ofen legen und für 1 Stunde backen oder bis die Oberseite der Mischung eine leichte Kruste bildet.
10. 5 Minuten vor dem Servieren abkühlen lassen.
11. Guten Appetit!

Hähnchen-Spinatpfanne mit Süßkartoffeln

Portionen: 2-3

Zutaten:

400g Hähnchenbrust
400g Süßkartoffel
1 kleine Zucchini
200g Blattspinat
1/2 Blumenkohl
1 Zwiebel
1 Knoblauchzehe
200ml Kokosmilch
1 EL Gewürze nach Wahl
1 TL Kokosöl
Salz nach Geschmack

Zubereitung:

1. Zuerst Fleisch und Gemüse kleinschneiden und mit der Zwiebel zusammen in etwas Kokosöl anbraten.
2. Die Süßkartoffelwürfel und den gehackten Knoblauch dazugeben, kurz anbraten und mit Kokosmilch und etwas Wasser auffüllen.
3. Danach den Spinat hinzufügen und das Ganze am besten bei geschlossenem Deckel ca. 10 Minuten köcheln lassen.
4. Danach die Zucchiniwürfel und die Gewürze hinzugeben und weitere 10 bis 15 Minuten kochen lassen und eventuell Wasser auffüllen.
5. Den Blumenkohl in einem Standmixer schreddern. Den entstandenen Blumenkohlreis für zweimal jeweils 1 Minute in die Mikrowelle geben. Zwischendurch umrühren.
6. Servieren und genießen!

Wurstsalat Mediterran

Portionen: 2

Zutaten:

2 Putenwürstchen
1 Zucchini
1 rote Paprika
1 kleine Aubergine
2 EL Basilikumpesto
2 TL Olivenöl

Zubereitung:

1. Zuerst das Gemüse waschen und putzen, die Zucchini und Aubergine der Länge nach vierteln und dann in Scheiben schneiden.
2. Die Paprika ebenfalls in Streifen und diese dann in grobe Würfel zerteilen.
3. Die Würstchen in kleine Scheiben teilen und alles miteinander in einer Schüssel vermischen.
4. Nun in einer Schüssel mit Olivenöl vermischen, abdecken und für 3-4 Minuten in der Mikrowelle erhitzen.
5. Danach das Pesto unterrühren und genießen.
6. Guten Appetit!

Hackfleisch-Auberginen-Sandwich

Portionen: 4

Zutaten:

1 große Aubergine, in Scheiben geschnitten
1 mittelgroße Zwiebel, fein gehackt
1 Knoblauchzehe, fein gehackt
4 EL Olivenöl
500 g Lamm- oder Rinderhackfleisch
1 Paprika, gewürfelt
1 Zucchini, gewürfelt
4 große Tomaten, gewürfelt
20 g Tomatenmark
2 TL getrockneten Oregano
Salz und Pfeffer zum Abschmecken

Zubereitung:

1. Zuerst die Zwiebeln und Knoblauch schälen und fein hacken.
2. Danach das Gemüse waschen und scheiden.
3. Öl in einer großen Pfanne erhitzen und darin Zwiebeln und Knoblauch zusammen mit dem Tomatenmark anbraten.
4. Danach das Hackfleisch hinzugeben und anbraten.
5. Die Auberginenscheiben mit Olivenöl beträufeln und in einer separaten Pfanne auf niedriger Stufe garen.
6. Das restliche Gemüse zu der Hackfleischpfanne hinzufügen und mit Oregano, Pfeffer und Salz sowie Chilipulver abschmecken und für ca. 10 Minuten köcheln lassen.
7. Sobald die Auberginen gar sind, vom Herd nehmen und nach Belieben salzen.
8. Das Hackfleisch und Gemüse zusammen mit den Auberginen als Sandwichscheiben anrichten.

Rindfleisch-Spinat-Salat

Portionen: 2

Zutaten:

2 Rindsschnitzel (je 150g)
1 gelbe Paprika
4 Feigen
1 Orange
2 Frühlingszwiebeln
3 Stangensellerie
Babyspinat und/oder Rucola
1 Handvoll Walnüsse
Salz
Pfeffer
Chili

Dressing
Saft und abgeriebene Schale von 1 Orange
2 EL Apfelessig
1 EL Olivenöl
1 EL Wasser
1 TL Dijon-Senf
1-2 TL Honig
Schnittlauch, gehackt
Salz
Pfeffer

Zubereitung:

1. Paprika, Orange, Stangensellerie, Feigen und Frühlingszwiebeln klein schneiden, die Walnüsse grob hacken und den Salat waschen. Alles miteinander vermischen
2. Für das Dressing alle anderen Zutaten miteinander vermengen und mit dem Salat mischen.
3. Vor dem Braten das Rindfleisch säubern.
4. Etwas Olivenöl in einer Pfanne erhitzen, das Rindfleisch dazugeben und beiden Seiten bei hoher Hitze kurz anbraten. Danach die Hitze reduzieren und für ca. 3-4 min pro Seite weiterbraten. Mit Salz, Pfeffer und Chili würzen.
5. Die Rindsschnitzel in Streifen schneiden, auf dem Salat verteilen und mit etwas Schnittlauch garnieren.
6. Guten Appetit!

1. Auflage

Kontakt: Anne Meinecke, Kohlenstraße 40, 01189 Dresden
Covergestaltung: Jennifer Wloka
Coverfoto: depositphotos.com

www.ingramcontent.com/pod-product-compliance
Lightning Source LLC
Chambersburg PA
CBHW051251250726
48656CB00004B/1238
9781521919859